医生帮你问
科学就诊篇

张福春◎主编

科学技术文献出版社
SCIENTIFIC AND TECHNICAL DOCUMENTATION PRESS
·北京·

图书在版编目（CIP）数据

医生帮你问. 科学就诊篇 / 张福春主编. —北京：科学技术文献出版社，2023. 12（2025.1重印）

ISBN 978-7-5235-0948-7

Ⅰ.①医… Ⅱ.①张… Ⅲ.①疾病—诊疗—基本知识 Ⅳ.① R4

中国国家版本馆 CIP 数据核字（2023）第 220633 号

医生帮你问. 科学就诊篇

策划编辑：王黛君　责任编辑：王黛君　宋嘉婧　责任校对：张吲哚　责任出版：张志平

出　版　者	科学技术文献出版社	
地　　　址	北京市复兴路15号　　邮编　100038	
编　务　部	(010) 58882938，58882087（传真）	
发　行　部	(010) 58882868，58882870（传真）	
邮　购　部	(010) 58882873	
官方网址	www.stdp.com.cn	
发　行　者	科学技术文献出版社发行　全国各地新华书店经销	
印　刷　者	北京虎彩文化传播有限公司	
版　　　次	2023 年 12 月第 1 版　2025 年 1 月第 2 次印刷	
开　　　本	710×1000　1/16	
字　　　数	218千	
印　　　张	15.25	
书　　　号	ISBN 978-7-5235-0948-7	
定　　　价	55.00元	

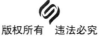

编委会

一部兼具实用性与专业性的好书

《医生帮你问.科学就诊篇》和《医生帮你问.疾病诊治篇》是由北京市海淀医院张福春院长主编的一部医学知识普及类图书，作者都是海淀医院各科室具有丰富临床经验的骨干医生。

刚阅读这本书时，我只是把它作为一本普通的医学知识读本。没想到，越读就越有一种如获至宝、爱不释手的感觉，就越发感觉老百姓实在太需要这样的书了。读完全书，我既有一种获取知识、茅塞顿开的愉悦之感，更有发自内心的深深的感动。感动于海淀医院的领导和医生们不只是在医院里救死扶伤，而是深入民间，了解百姓需求，想人民之所想，解决他们求医看病的种种困惑，满足他们防病治病、健康生活的多种需求，这体现了他们对人民群众深厚的爱、对医学事业高层次的追求、对提高我国整体医疗健康水平所怀有的使命感和责任感。我深感，这是一本很有创新性的医学知识普及图书，是一本兼具实用性与专业性的好书，相信它会深受人民群众的喜爱，从而成为每个家庭的必备之书。

主编和作者们在本书的立意上就是以患者为本，一切从患者的实际需求出发。书名《医生帮你问》就传达出这样的理念：作为读者的"你"是主体，医生只是"帮"你。你的身体你做主，你的健康你负责，防病治病你是主力军，当然这是在医生的帮助指导、遵循科学规律的前提下。我们知道，理念是行动的先导，是规范人们行为的准则，不同的理念会对人们的行为产生不同的影响。树立和传播科学健康的医学理念对提高全体国民的健康水平、改善医患关系无疑是有现实意义的。

有了以患者为本，一切从患者的实际需要出发这样的立意，本书在内容选择和文章编排上就特别接地气，贴近生活，具有很强的实用性。《疾病诊治篇》选题广泛全面，都是老百姓的常见病，讲解详细，针对性强，文字流畅易懂，适合广大读者阅读理解；《科学就诊篇》则细致周到，娓娓道来，对如何对症挂号、怎样就诊等问题一一指点，为那些进了医院摸不着门的普通患者提供了一份非常实用的就医流程图，有助于他们及时准确就诊。在文章的编排上，全书层次清晰，题目新颖，由一个个常见的疑难问题引出知识讲解，如"为什么年纪轻轻脂肪肝找上门""突出的椎间盘还能回去吗？"这样的设计既能抓住读者眼球，引起阅读兴趣，同时也便于读者方便快捷地各取所需。

《黄帝内经》中有这样一句话："上工治未病，不治已病。"意思是医术高明的医生永远在教人预防疾病，而不是等到已经生病了再去治疗。本书除了诊病、治病之外，几乎在每个章节都有如何预防疾病的健康指导，对人们选择健康的生活方式也有很好的指导作用。

这本实用性很强的医学知识普及图书，其专业性也是不容质疑的。本书的作者都是长期工作在一线的专业医生，本身具有丰富的临床经验，同时在写作过程中也参阅了大量的医学文献，从书后所列的长长的参考文献名单中，可以看出作者们写作时认真严谨、一丝不苟的态度。

《疾病诊治篇》的读者群大多为某种疾病的患者或其亲友，他们对自己得的病已有基本了解。针对这部分读者，本书除了相对浅显通俗的讲解之外，也有一些专业性更强、学术性更深的内容，以适合不同层次、不同需求的读者使用。

北京市海淀医院是我比较熟悉的一所集医疗、教学、科研、预防保健、康复与健康管理为一体的综合性三级医院。这所医院的众多医生骨干在做好本职工作的同时，提笔著书，为老百姓普及医学知识，引导他们树立科学的养生理念，帮助他们形成健康的生活方式，充分体现了医者仁心。衷心希望此书能起到引领作用，带动更多的医务工作者共同做这件有意义的事情，于国于民，功莫大焉。

中国人民大学附属中学名誉校长　　刘彭芝
中国当代教育家
2023 年 9 月 15 日

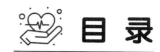

目 录

第三章　科学就诊不延误 / 41

第四章　科学检查不迷路　/ 147

第一章

就诊前你需要知道的事

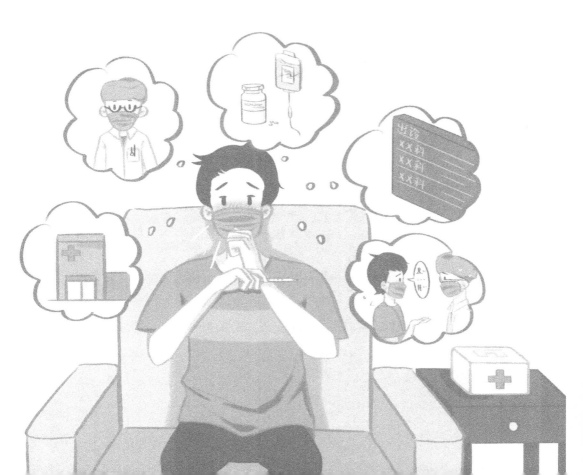

我要去医院吗？

最近，刘大爷突然出现胃部不适，以为是胃病又犯了，自己吃了点药，休息一下感觉症状有减轻。一天晚上，他的"胃病"突然加重，还有点冒虚汗、头晕，吃了药也没有好转。在老伴儿的陪同下来到医院，医生询问了病情，赶紧让老刘平卧，立即做了心电图，结果显示是急性心肌梗死，再晚来一会儿就可能有生命危险。

一天，小张起床时突然头晕，天旋地转的，挺过一会儿感觉好了，再次躺下时又晕起来。从来没有生过病的小张非常紧张害怕，紧急就医做了各种检查，最终耳鼻喉科医生确诊，引起小张眩晕的疾病是耳石症，做了耳石复位后小张的眩晕马上就好了很多。

有些疾病表面轻实则重，一定不能忽视，及时就医以免错过最佳治疗期。

有些疾病表面重实则轻，也不要过度担忧，及时就医听医生的建议。

身体出现不适，要去医院吗？

如果您有以下情况一定要去医院，千万别扛着，也不要自己诊断、自己治疗。

1.身体出现任何不适，都应及时就医。我们的神经系统可以感受到酸、麻、胀、痛或以晕、呕、泻、惊、抽、意识障碍等形式反映出来，若无任何原因出现这些表现或虽有诱因但症状越来越重，都可能是疾病信号或病情发生变化，此时一定要到医院就诊。

2.患有慢性疾病患者如果身体的器官功能受损或功能降低，应到医院就诊，由医生诊断其衰退程度。

3.撞伤或跌倒后，有时虽然无明显外伤，但出现胸闷、憋气、头晕、嗜睡等表现也应及时到医院就诊。

什么样的疼痛需要立即去医院？

疼痛是继体温、脉搏、呼吸、血压之后的第五大生命体征，是身体发出的警报，如果遇到不能忍受的疼痛，应该尽快就诊。许多急性病是以疼痛为表现形式的。

1. 急性心肌梗死，疼痛为最主要、最先出现的症状。多发生于清晨，疼痛部位和性质与心绞痛相同，但程度更重，持续时间更长，可达数小时或更长，休息和含用硝酸甘油片多不能缓解。发病诱因多且不明显，部分患者疼痛位于上腹部，常被误认为胃疼、急性胰腺炎等急腹症；部分患者疼痛放射至下颌、颈部、背部上方，被误认为骨关节痛。

2. 脑出血可能会出现头痛症状，尤其是在疾病发作时，疼痛感相对来说比较剧烈，会持续存在，如果是小脑部位出血，也可能会导致患者的后枕部位有剧烈疼痛，表现为炸裂样。

3. 胃穿孔主要表现为腹部疼痛，其中急性胃穿孔表现为刀割样疼痛，慢性胃穿孔表现为餐后上腹部隐痛。

4. 骨折的疼痛一般表现为局部的刺痛、钝痛，也可以有明显的叩击痛，患者还会出现局部肿胀、骨擦音、畸形及活动障碍的表现。

5. 阑尾炎一般表现为右下腹痛或上腹痛，可伴有恶心、发热；右侧输尿管结石也有类似表现，常伴有血尿。

出现哪些情况需要及时到医院就诊？

1. 如出现昏迷、嗜睡、呼吸困难、胸痛、不能缓解的腹痛、腹胀、抽搐、眩晕、呕血等症状需要立刻就医。如果出现自己感觉特别不好的任何症状也需要立刻就医。

2. 反复发作的不适：对于反复出现的不适，应该认真注意诱发的原因、缓解的方式，及时就医。

3. 已经处于某个疾病进程中，感觉某种症状突然加重，最好尽快去复查一下。

温馨提示：到医院就诊不是必须开药、做检查，医生与患者的交流沟通和健康指导也是诊疗中的重要部分。

石春茹　郭云飞　陈平

如何挂号？

您是否还以为看病挂号需要早早起床去医院排队呢？现在医院都推行了预约挂号。为什么要预约挂号呢？预约挂号可以根据患者自己的时间，按照预约时建议候诊的时间来医院，这样可以节约患者时间，减少人员在医院的等候时间。这是近年来开展的一项便民就医服务，旨在简化看病流程。

目前，各医院基本都开通了多种预约挂号渠道，具体如下。

1. 医院官方渠道：医院 APP、微信公众号、指定电话等，可直接选择想就诊的科室、医生进行预约挂号。

2. 第三方合作渠道：目前有很多第三方平台与医院合作，也可直接在平台上选择想就诊的科室、医生进行预约挂号。

3. 社区预约转诊：国家深入推行分级诊疗制度，按照疾病的轻重缓急及治疗的难易程度进行分级，不同级别的医疗机构承担不同疾病的治疗，具体可咨询就近的社区卫生服务中心。

温馨提示：不管使用什么预约挂号渠道，建议根据自己的疾病情况选择就诊医院或就诊科室，不盲目地选择大医院就诊，推荐分级诊疗，小病到社区卫生服务中心就诊，大病可通过社区卫生服务中心转诊更方便。

张辉

我要挂哪位医生的号？

面对各医院公示的医生出诊信息，很多患者会眼花缭乱，心中充满疑问：我要挂哪位医生的号呢？找专家看还是找普通医生？我的疾病涉及多个科室怎么挂号？好不容易见到医生，说挂错号了，太郁闷了。这时您就需要掌握一些挂号秘籍！

初次就诊——挂普通号

对于初次就诊的患者，手里没有任何检查结果时建议先挂普通号或专科号看病。

首先，能够独立出诊的医生一般都具有一定的临床经验，接诊本专业的常见病和多发病是可以的。如果病情复杂，医生也会建议您看某某专家门诊。其次，如果是一些较复杂的疾病，慕名去大医院就诊时，也建议先挂普通号看看，因为完善检查是诊疗中必不可少的步骤。

病情复杂——挂专家号

对于疑难杂症，辗转多家医院就诊仍不能确诊或确诊后治疗效果不佳的患者，建议挂专家号就诊，选择专家时一定要注意看专家擅长什么。专家并不是万能的，也不是什么病都能看，越是专家，研究领域越专、越精。例如，都是妇科专家，有的专家擅长治疗妇科肿瘤、有的专家擅长治疗妇科内分泌疾病。若经过普通号就诊后，您再挂专家号就有了方向性，避免盲目选择。

长期慢性病或症状突出——挂专病或专科号

对于一些慢性疾病，可以考虑看专病门诊。目前很多医院为方便患者选择科室就诊，根据疾病名称而开设了专病门诊，如高血压门诊、糖尿病门诊、帕金森病门诊、骨质疏松门诊等；有的根据患者的症状开设了专科门诊，如头晕门诊、尿失禁门诊、哮喘门诊、便秘门诊等；有的根据专科治疗项目开设了腹膜透析门诊、肾内科通路监测门诊、PICC维护门诊、造口门诊等。这些专病或专科门诊方便患者选择就诊科室，减少挂错号的现象。

疾病涉及多个科室——挂MDT门诊

MDT即多学科诊疗模式，是以疾病种类为中心，联合内科、外科、影像科及病理科等科室，为患者提供最佳诊治方案的个体化一站式服务。自应用以来，已被证实是疾病诊疗的有效模式。MDT门诊适用于以下情形。

1. 门诊患者就诊于2个专科（含2个医院）或在1个专科就诊3次以上，经过正规治疗后尚未明确诊断或治疗效果不佳。

2. 门诊患者所患疾病涉及多系统疾病，需要多个专科协同诊疗。

3. 门诊患者诊断明确、治疗方案复杂，需多科协同制定个体化诊疗方案。

4. 门诊患者诊断明确，但治疗效果不佳。

MDT使各学科在诊疗技术、治疗方法、治疗理念上达成共识，大大提高疾病治疗效果。

魏聪丽

就诊前应做哪些准备?

在门诊,经常遇到患者没有准备充足,导致反复奔波的情况。那么,患者就诊前应该做好哪些准备工作呢?

准备相关资料

准备好医保卡、身份证,与本次就诊有关的病历资料,如病历、处方、化验单、检查报告单、心电图、CT 或 X 线片等资料,由了解患者病情的家人陪同,能讲清楚患者的病史、主要不适症状、患者详细的曾经用药清单等情况,便于医生清楚了解患者的病情,节约就诊时间。

一份咨询大纲

患者可以写一份简要的大纲,将要问的问题列出,这样可以避免遗漏,充分利用就诊时间与医生有效沟通。

就诊时间的选择

为了方便就诊,许多医院开放了周末门诊,最好提前了解清楚,因一些检查和检验项目周末可能无法进行或及时出结果,导致不能在一天内解决问题,耽误时间。

身体的准备

到医院就诊往往需要化验检查,最好空腹,不吃早餐;女性做妇科检查需避开月经期。

费用方面

考虑安全因素,不建议携带大量现金,可以携带银行卡,医院收费窗口、自助机大多可使用微信和支付宝支付。

携带一个购物袋

患者最好准备一个购物袋用来装药品。

石春茹

如何充分利用就诊时间与医生进行有效交流？

很多患者可能都有这样的经历：离开诊室后突然想起来这个问题忘问了、那个症状忘说了，想回去找医生，发现已经有新的患者在就诊。如何充分利用就诊时间与医生进行有效交流呢？

首次就诊前，先了解一下医生通常问什么内容

1. 一般会问：您怎么不舒服了？几天了？吃药了吗？什么药？效果如何？回答时要说清楚发病的时间，从最早有类似症状到现在一共多长时间；对于多次反复发作的疾病，要说清发作的大概频率；最好还带上用药的包装盒。

2. 问目前主要症状、表现：重点说最严重的，再说比较轻一些的伴随症状，以及自己认为是什么原因引起的，有没有加重或者减轻，不舒服发作的性质。若有用药治疗，要说清楚药物名称、剂量、频率、方法等或拿出药物包装、其他医院的处方或病历给医生看。

3. 还会问既往史、过敏史：还有什么病？几年了？怎么治疗的？吃什么药过敏吗？因为既往基础疾病对于医生选择治疗方法很有意义，所以要把自己曾经诊断过的疾病、做过的手术和有过相应的特殊治疗检查说清楚或提前想好。

如果是复诊，整理好与本次疾病有关的资料

1. 既往检查和化验报告清单，按照时间顺序和重要性整理好。

2. 有的患者认为到大医院看病，之前基层医院做的检查不算数，还要重做，就不拿结果。其实医生参考了之前的检查结果，会在头脑中有一个初步的诊断方向，有的放矢地把一些明确诊断需要的检查再做一下。同时，准备好目前服用的药物名称，带齐就诊时的病历、处方或者药品包装。

准备要咨询的问题

1. 如新开具的药品要问清服用方法和周期。

2. 若有检查，要咨询检查注意事项、时间、地点，检查结果今天能否出来，如何看结果。

3. 继续用的药是否需要调整药量，服用的周期和复查时间。若有复查可以请医生协助预约。

4. 将其他困惑和想要解决的重要问题写下来，以免忘记咨询。

如果需要打印病历、底方、假条、诊断证明等，诊疗结束后记得一并告知医生。

李露

专科门诊：专病专看不迷路

随着医学向"生物—心理—社会"模式的转变，以及近年来疾病谱中慢性非传染性疾病的不断增加，人们对医疗服务的需求也发生了巨大的改变，希望在就诊过程中得到全方位、个性化的疾病诊疗服务。随着医院学科发展和人才梯队的建设，各家医院都开始发展专病专科门诊。

什么叫专病门诊？

专病门诊是医院门诊诊疗模式创新发展的必然趋势，有利于患者得到个体特征与系统综合结合的诊疗服务。它突破传统门诊按"科室"看病，改为按"疾病"看病，可以由单个科室、单个医生开展，也可以通过多科室联合诊疗。

如何通过症状就诊？

有的患者不知道自己患的是什么病，只有一个突出的症状，如有的患者说自己整夜睡不着觉，未确诊前可以看失眠门诊；有的患者就是肚子疼，可以看腹痛门诊；有的患者说自己掉头发厉害，可以看脱发门诊；有的患者某个部位疼痛，可以就诊疼痛门诊。

通过症状指引患者就诊，由专业医生接诊后通过进一步的诊疗确定可能罹患的疾病。若为本科室疾病可以继续就诊，若为其他科室疾病将转诊至相应科室，患者不会为选择科室而迷惑。

如何通过专病就诊？

有的患者疾病诊断明确，可以直接就诊这个疾病的门诊，诊疗更具有针对性；但有时就诊专病门诊后医生也还要让再挂某某科是为什么呢？因为有些患者的基础疾病较多或病变位置特殊，因此需要在其他科室的共同帮助下进行联合诊疗或手术，也是多学科诊疗。

黄彦

我要去发热门诊吗？

什么情况下要去发热门诊？

发烧即发热，尤其是在传染病流行期间，当您出现与流行病相符的症状，或近期有体温高于 37.3℃时，应去发热门诊进行筛查。

发热患者应该如何就诊？

到医院后，首先按指示找到发热门诊位置。到发热门诊后，患者配合医生讲述病史后，医生会根据情况开一些检查单，包括抽血、影像学检查等。等检查结果出来，医生会据此开出对症药物或建议到相应诊室就诊。

丁晓静

如何做好复诊安排？

复诊是根据不同病情的实际情况，需要患者再次到医院就诊，以了解治疗效果并根据病情变化调整治疗方案的诊疗阶段。

什么时间复诊？

不同的疾病复诊的时间和频次是不同的，随着病情及治疗效果的稳定，复诊的间隔时间可逐步延长。因此患者应按照医生的嘱咐按时复诊，在保证治疗有效性的同时，减少不良反应或并发症的发生。

复诊需要挂号吗？

复诊是需要挂号的。患者在复诊的过程当中，医生会根据患者病情开具一些检查，以便发现病情变化，了解诊疗效果。所以患者应严格按照复诊的时间来医院复诊，复诊时最好挂给自己看过病的医生，因为医生对患者的病情更了解、更熟悉。

复诊前需要准备什么？

复诊前确认医生的出诊时间，提前预约挂号。最好按时间顺序整理好病史和检查资料；一些有重要诊断意义的化验检查、影像资料要保存好，复诊时一定要携带；如果有多次检查，影像资料多，最好用便签注明检查片子的时间和每张片子为第几次检查，以便医生进行对比。

总之，自己进行的健康监测情况做好记录，如血糖与饮食情况、血压与用药情况、术后功能锻炼情况等，以及身体各项指标发生的变化，这样复诊时才能把自己的各种疑问都请医生解答。

石春茹

第二章

争分夺秒之急诊急救

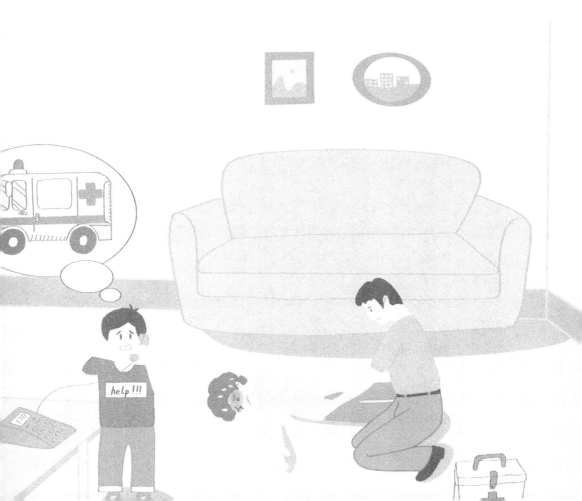

我需要去急诊吗？

"医生，我白天需要上班，没有时间来医院门诊看病，只能晚上来急诊，您帮我看看吧"。其实，如果患者没有任何急性的或进行性加重的发病症状，是不需要来急诊看病的，正常门诊挂号诊治就可以。

什么是急诊科？

急诊科是医院接诊危重患者最多、抢救任务最繁重的科室之一。每天都有大量急危重症患者需要抢救治疗，主要包括一些遭遇突发灾害、急性中毒的患者，心、肺、脑需要复苏的患者，遭受意外伤害、创伤的患者等。简单地说，当发生一些紧急的情况危及生命时，均可以到急诊科诊治，急诊科的特点主要体现在"急、危、重"这 3 个字。

什么情况需要到急诊科看病呢？

当患者有任何急性不适的感觉时，都可以去急诊科进行诊治。下面列举了一些急诊科比较常见的疾病，如果发生以下这些情况时，需要立即去急诊科挂号看病。

1. 任何疾病导致濒危的患者。比如生命体征（血压、呼吸、心跳、意识）不稳定或者已经没有呼吸、心跳的患者；濒死样呼吸、呼吸急促或者需要生命支持的患者；测不到血压（低血压）或异常严重升高（血压＞180/120 mmHg）的患者。

2. 当患者的胸部、背部或肩部及腹部出现疼痛，且疼痛较剧烈、持续不缓解，或疼痛进行性加重时，或合并胸闷、大汗、呼吸困难等症状，预示可能发生了急性心肌梗死、主动脉夹层、肺栓塞或气胸等其他一些危及生命的疾病。

3. 急性脑卒中患者。当出现持续或剧烈的头痛，或出现手臂、下肢活动障碍，或出现说话表达不清楚、口眼歪斜，或出现头晕、昏睡、喷射样呕吐等症状时，预示着患者可能出现了急性脑卒中（脑出血或脑梗死）事件。

4. 急性中毒患者。比如急性农药中毒、药物中毒、食物中毒、酒精中毒、气体中毒或其他中毒。

5. 心律失常患者。正常的心率为 60 ~ 100 次 / 分，当心率大于 100 次 / 分或心率减慢（< 50 次 / 分）时即为心律失常。当突然出现心悸、乏力或心脏漏跳感，同时合并头晕或出汗的情况，需要去急诊诊治。

6. 重症感染的患者。人体任何部位的感染，如果没有得到有效控制，都会加重，甚至导致全身炎症反应，严重时可诱发脓毒症休克，甚至危及生命。当患者出现意识障碍、持续高热、惊厥、寒战、乏力、大汗等情况时，往往意味着感染的加重，需尽快去急诊治疗。

7. 急性腹痛患者。当腹腔脏器有炎症或者损伤时，往往会出现腹痛症状，且不易缓解。常表现为剧烈腹痛，且有加重、危及生命的风险。

8. 严重的过敏反应。比如：①过敏性休克，常表现为心慌、乏力、大汗、头晕，甚至晕厥；②喉头水肿，这时会出现严重的呼吸困难，表现为面部发紫、憋气、口唇发绀等。

9. 急性外伤、意外伤害、烧伤及出血等患者及家属无法处理的紧急情况。

急诊科有先进的医疗设施及抢救治疗手段，可以快速对患者进行医疗干预及救治，迅速减轻疾病带来的痛苦，及时挽救患者生命。为了保证急危重症患者能够得到及时优先救治，统一实施急诊预检分诊分级就诊，将患者分为"濒危、危重、急症和非急症"1—4 级分级管理，遵循从重到轻、从病情迅速变化到相对稳定的原则，合理安排患者就诊顺序，优先处理较重患者。

李金兴

突发疾病，如何拨打"120"急救电话?

王阿姨在小区公园跳广场舞的时候，突然昏倒了。朋友连忙拨打"120"急救电话，"喂，120吗，你们快来呀，这有人昏倒了……"。当突发疾病或意外伤害时，人们第一反应是拨打"120"急救电话。

紧急情况下要如何拨打"120"?

无论是在家里还是在公共场所，有患者需要被紧急救治时，在任何电话上均可免费拨打"120"，电话拨通后，首先应保持冷静，尽量用普通话进行沟通，说话要精练、准确，主要讲清以下几点。

1. 患者的姓名、性别、年龄。

2. 目前患者最危重的病情，如胸痛、昏迷、呼吸困难、摔伤、大出血等，以及以前与此有关的疾病等。

3. 患者在室内的，提供详细地址、门牌号或楼号、楼层、房间号；患者在室外的，提供周围可参照的明显的地理标志，如车站、加油站等。留下能够与现场联络的电话号码，以便急救人员与现场联络指导自救。如果旁边有旁观者，可请其召集可参与施救人员协助现场抢救。

4. 约定好等候急救车的详细地点。最好选择就近的公共汽车站、较大的路口、大单位或标志性建筑的门口、醒目的公共设施等。

5. 如为意外灾害性事故，必须说明伤害的性质，如交通事故、塌方、火灾、触电、溺水、毒气泄漏等，及受伤人数、严重程度等情况。

6. 回答"120"调度员所需要了解的其他问题，不要着急先挂断电话。

7. 保持电话通畅，急救人员会根据联系方式做电话指导，可能对患者的一些症状再进行具体地询问。

等待救援期间可以做些什么?

等待救援时，在患者身边的其他人员可以采取相应的措施进行初步急救。

1.将患者移到安全、易于救护的地方。如将煤气中毒患者移到通风处，将摔倒在卫生间的脑卒中患者移出来。

2.选择患者适宜的体位，保持呼吸道通畅，对于已昏迷的患者，应将呕吐物、分泌物掏取出来或将头侧向一边顺位引流出来。

3.气道异物梗阻，运用腹部冲击法等急救手法排出异物。

4.一旦发现心跳、呼吸停止，及时进行心肺复苏术（即人工胸外心脏按压和口对口人工呼吸），若身边有 AED（自动体外除颤器）最好借助 AED 进行处理。

5.外伤患者给予初步止血、包扎、固定。

6.可以口服安全有效的药物，尽量服用过去已用过的、证实有效且无过敏反应的药物，记好药名、药量、服药时间，以便向医生陈述。

7.清理楼道、走廊，移除影响搬运患者的杂物，方便急救人员和担架的快速通行，为急救争取宝贵的时间。

救护车来之前做哪些准备工作？

1.准备好看病所需的材料，如身份证、医保卡、银行卡、近期就诊病历等。

2.查看小区门口有没有堵路的车辆，以便救护车顺利到达现场。

3.如果人员充足的话，尽量有人提前出去接应救护车，带领急救人员赶到现场。

蒋颖

如何进行院前家庭自助急救？

"你好，是'120急救中心'吗？我家里有人烫伤了，需要马上去医院……"。当有突发情况时，大家首先想到的是寻求专业急救人员的帮助，其实在等待急救人员到来的这段时间是非常重要的，如果患者及家属采取一些正确的自救措施，可以大大提高救治率、降低死亡率。

如果家人出现呼吸、心搏骤停怎么办？

1. 立即拨打急救电话，通过电话或者视频通话的方式让专业人员查看患者状态，并指导心肺复苏操作。

2. 紧急救治前需要评估患者气道、呼吸和循环情况，当气道有异物时，需要及时清理，保持气道通畅。

3. 心肺复苏时要把患者放在硬板床上或者地板上，保证按压效果。

4. 如果家属经过心肺复苏培训，可以立即实施心肺复苏，或者按照电话里急救人员的指导进行操作，为急救争取宝贵时间，可以多人交替按压。

5. 有制氧装备的，可予以吸氧支持治疗。

如果家里人发生摔伤或者外伤情况怎么办？

1. 患肢需要制动，不要拉拽和扭动，避免损伤重要神经、血管，搬动时要小心。

2. 如果有小的伤口出血，可以使用酒精或者碘伏消毒处理，然后用无菌纱布或干净衣物包扎。

3. 如果出血量较大的话，常用的方法就是加压包扎止血，可以用纱布或者干净的衣物进行按压止血。

家人触电怎么办？

1. 先关闭电源开关或者用绝缘物体断开电源与人体连接处。

2. 将患者转到相对安全的位置, 如果发生心搏骤停, 需立即进行心肺复苏。

家里人吃东西卡到了怎么办?

分两种情况, 具体如下。

1. 如果食物在食管里, 喝口水可能就把食物咽下去了。

2. 当食物在气管里, 尝试海姆立克急救法, 具体操作: ①施救者站在患者的背后; ②抱住患者, 一手握拳, 并用大拇指掌指关节顶在患者肋骨下缘与肚脐之间的位置, 另一手紧紧抓住拳头; ③向上、向内快速冲击腹腔, 可提高胸腔压力, 形成一股冲击性气流, 将异物排出。

烫伤如何正确处理?

1. 立即用冷水浸泡或者流动凉水(自来水)冲洗降温, 可降低组织损伤程度并减少疼痛。

2. 干净毛巾冷水浸湿或者包裹冰块放在烫伤处。

应对不时之需——家里的急救箱。

常备物品及药品: 碘伏、酒精、无菌纱布、创可贴、棉签、胶布、体温计、血压计、血糖仪、止血带、剪刀、镊子、烫伤膏、硝酸甘油、阿司匹林、退烧药等。

李金兴

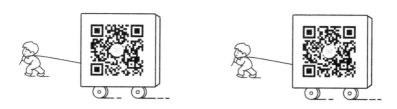

扫一扫观看视频
《如果家人出现呼吸、心跳骤停, 怎么办? 》《家里人吃东西卡到了, 怎么办? 》

要重视身体发出的哪些预警信号？该怎么办？

小李是某高校的大学生，一次打篮球后回到宿舍，突然出现休克的症状，送医院经抢救无效死亡，一条鲜活的生命戛然而止，不禁让人惋惜。如何避免悲剧的发生呢？其实身体一旦生病，就会发出预警信号，不同系统疾病发出的信号不一样。了解一下急诊科最常见的脑梗死和猝死的预警信号。

猝死，身体会发出哪些预警信号？

1. 胸痛：当我们在体力劳动、精神激动甚至休息的时候，突然感到剧烈的压迫样、紧缩性的胸骨后、心前区不适，可伴出汗、心率增快、血压升高、烦躁等症状。

2. 突然出现的胸闷：如果在运动或精神紧张时出现气紧的症状，可能提示患有冠心病，需要及时就医。

3. 心慌：往往是心率增快的主观感受，多数心律失常不会导致猝死的发生，但频繁发作的胸部不适、心动过速可能会发展为心脏不规则颤动（心室颤动），严重者进一步导致猝死。

4. 持续的、不明原因的疲乏：连续数天、数周，甚至数月出现不明原因的困倦、乏力伴有焦虑、失眠等症状时需要警惕呼吸、循环系统疾病的发生。

5. 晕厥：是猝死的重要前兆，多数晕厥是由心跳突然减慢或停止导致的脑供血不足而引起的。部分晕厥持续几秒钟后即可恢复，若不能恢复，便有可能会发生猝死。

脑梗死，身体会发出哪些预警信号？

1. 头晕、头痛、手麻：突然出现的头晕、头痛，眼前发黑看不清甚至看不见，几秒钟或数分钟后可以恢复，或者出现手臂麻木等。

2. 口角歪斜、面瘫：突然出现的一侧面部麻木、面瘫等症状。

3. 肢体无力：突然出现一侧肢体的麻木无力，症状可以比较轻微，也可以比较严重，无法动弹。

4.言语不清：说话吐字不清，甚至无法说话，持续时间可能很短暂。

除了这4个身体发出的预警信号，还要注意8种高危因素和2种病史。8种高危因素：高血压、高脂血症、糖尿病、吸烟、心房颤动、超重或肥胖、缺乏运动、脑卒中家族史；2种病史：脑卒中、短暂性脑缺血发作病史。

4个预警信号、8种高危因素和2种病史，如果出现超过3项的，属于高危人群，建议及时到医院就诊，尽早控制危险因素，降低卒中风险。

身体发出预警信号后，该怎么办？

当身体出现以上任何一种预警信号，应给予重视，尽快拨打"120"前往医院就医，如身边没有家属，应同时通知家属前往医院。

胡婷婷

发生脑卒中了怎么办?

王大爷正在公园跟朋友遛弯，突然觉得自己右胳膊麻木无力，抬不起来，右腿也没有力气，站不稳。朋友扶王大爷坐下，问他怎么了，但是王大爷话也说不出来了。朋友连忙拨打"120"急救电话，医生告诉他们王大爷发生了脑卒中，需要尽快送到医院去检查并及时治疗。

什么是脑卒中?

脑卒中是指急性脑部血液循环障碍所致的神经功能缺损综合征，包括缺血性卒中（如脑血管堵塞，导致脑组织缺血损伤）和出血性卒中（如脑血管破裂出血）。

出现什么症状需要考虑脑卒中?

我们可以通过记住一个英文单词"BEFAST"来快速识别脑卒中。

B：平衡（Balance）：患者是否出现站立、行走困难?

E：眼睛（Eyes）：患者是否出现视物不清、视物异常?

F：面部（Face）：患者是否出现面部不对称、口角向一侧歪斜?

A：手臂（Arm）：患者是否有一侧手臂麻木、无力? 手臂无法抬起或双臂抬起时一侧往下掉?

S：说话（Speech）：患者是否说话困难、言语含糊不清或者听不懂别人说话的含义?

T：时间（Time）：如果发现上述任何脑卒中的表现，需尽快呼叫"120"急救电话，第一时间送至附近有卒中绿色通道的医院，越早开始诊治，恢复的概率越大。

身边的人出现脑卒中了怎么办?

首先应尽快拨打"120"急救电话。如果直系亲属不在身边，需要想办法尽快与直系亲属取得联系。

可以让患者平卧休息，避免因下肢无力而发生跌倒。保持患者气道通畅，及时清除呼吸道分泌物，防止误吸。在救护车到达前并不需要给患者特殊的药物治疗，因为缺血性卒中和出血性卒中的表现是相似的，在没有完善头颅影像学检查前是不能确诊的，自行用药可能不利于患者的诊治。

此外，应尽可能将发病时间、发病表现、既往病史、近期用药史、药物过敏史等提供给医务人员，有助于医务人员做出更好的临床决策。

脑卒中救治绿色通道是什么？

缺血性卒中占脑卒中的 70% ～ 80%，脑梗死治疗的关键在于尽早开通阻塞的血管，静脉溶栓和动脉机械取栓是目前国际公认的实现血管开通、改善脑梗死结局的有效治疗措施。

卒中绿色通道是能够帮助卒中患者在进入医院后得到快速救治的生命通道。团队成员随时待命，一旦有卒中患者入院，即刻启动卒中救治工作，接诊、检查、化验、药物治疗、静脉溶栓、动脉机械取栓均优先进行，患者无需排队等候，实现无缝衔接，确保卒中患者第一时间就能得到救治。

闫紫　刘伟

扫一扫观看视频
《记住"BEFAS"口诀教你快速识别》

脑卒中患者如何检查和救治？

张先生像往常一样在家吃早饭，起身时突然觉得右腿发软，摔倒在地。老伴儿赶紧过去扶张先生起来。此时，发现张先生右边的胳膊、腿都抬不起来了，嘴好像也歪了，话也说不清楚，连忙拨打"120"急救电话，等救护车来赶往医院。

疑似脑卒中患者到急诊需要做哪些检查？

医生首先做初步的神经系统体格检查，看看患者有没有一侧上下肢无力、肢体麻木、言语不清等表现，然后根据既往疾病情况，安排心电图、血化验、头 CT 检查，帮助医生判断患者具体是哪一种类型的脑卒中，是后续治疗的重要参考。

特殊情况如判断患者是由大血管堵塞导致的脑卒中或者为蛛网膜下腔出血时，可能需要患者做增强 CT（需要静脉注射造影剂），帮助医生进一步判断病因，指导下一步治疗。

缺血性卒中患者如何治疗？

对于短暂性脑缺血发作的患者，如果症状完全缓解没有再反复，一般选择口服药物治疗。

对于发病 4.5 小时以内的脑卒中患者，经过排查如果没有特殊禁忌，一般建议应用静脉输液溶栓治疗。

而对于就诊时发病还在 24 小时以内，临床症状比较重、考虑有大血管堵塞的患者，经过影像学（如增强 CT、磁共振）的评估，有些患者是可以考虑急诊介入手术治疗（血管内机械取栓）的，开通堵塞的大血管，从而改善患者的症状。

血管内机械取栓是目前治疗急性大动脉闭塞导致的缺血性卒中非常有效的手段。

出血性卒中患者如何治疗？

对于脑内出血，高血压是最常见的原因，其治疗主要包括内科治疗和外科治疗，大多数患者均以内科治疗为主；如果病情危重或发现有继发原因，且经过评估有手术适应证的患者，应该进行外科治疗。内科治疗主要是绝对卧床、积极地控制血压、血糖、减轻脑水肿等方法。外科治疗主要包括开颅清除血肿、微创方式清除颅内血肿、去掉一部分头骨减轻脑内压力等方法。

对于蛛网膜下腔出血，绝大多数是由动脉瘤破裂引起的，而由动脉瘤引起的蛛网膜下腔出血再破裂危险性较高，2周内的再破裂率达22%，1个月内的再破裂率为33%，2次出血的死亡率可达70%。

针对病因的治疗是预防再出血的根本措施，去除动脉瘤的方法有2种：外科开颅手术弹簧夹夹闭动脉瘤、介入手术弹簧圈填塞动脉瘤。2种手术方式各有优劣，需要神经外科及神经介入医生根据患者情况共同商讨后决定。

李晓兵　刘永珍

扫一扫观看视频
《急性脑血管病该如何处理？》

急性心肌梗死急诊就诊有哪些注意事项？

王先生与家人在公园游玩时突发胸痛、全身大汗，王先生爱人立刻呼叫救护车送至医院。相信很多人已经猜到王先生得了什么病，答案是急性心肌梗死。

什么是急性心肌梗死？

急性心肌梗死就是指短时间内的冠状动脉闭塞，造成相应灌注区域心肌的缺血、坏死，这个过程就叫作急性心肌梗死。

出现什么症状考虑急性心肌梗死？

突发胸闷、胸痛，咽部紧缩感，胸骨后烧灼样疼痛，下颌疼痛、左上肢疼痛，后背痛、上腹疼痛，持续时间 10 分钟以上，均应考虑到急性心肌梗死可能。

心肌梗死的危险因素有哪些？

1. 高血压：高血压是急性心肌梗死最为常见的高危因素，没有得到有效控制的高血压会造成动脉硬化、血管壁变厚。

2. 糖尿病：糖尿病与冠心病、心肌梗死发病率有明确相关性，长期血糖控制不佳会导致冠状动脉粥样硬化、狭窄，增加心肌梗死发病率。

3. 高脂血症：总胆固醇、甘油三酯、低密度脂蛋白、高密度脂蛋白是血脂主要成分，总胆固醇、甘油三酯、低密度脂蛋白长期升高会导致动脉硬化、斑块形成，使冠心病、心肌梗死发病率明显升高，高密度脂蛋白具有血管保护作用，我们称之为"好胆固醇"，高密度脂蛋白的降低亦会增加冠心病发病率。

4. 吸烟：吸烟者冠心病发病率明显升高，二手烟也会增加冠心病风险。

5. 年龄：年龄增加会造成动脉损伤和狭窄风险。

6. 性别：通常男性冠心病发病率更高，女性绝经后冠心病率也明显增高。

目前很多研究显示肥胖、长期紧张状态、作息不规律、家族史等也是冠心病发病的高危因素。

发生胸痛后应该乘坐什么交通工具到医院?

急性心肌梗死具有很高的死亡率,30% 的心肌梗死患者死于自驾来院途中,而没有呼叫"120"。

救护车上有专业医务人员、医疗设备、药品,能用最短时间最安全地将患者送至医院。

因此,胸痛发生后尽快呼叫救护车到医院,千万不可自驾车。

到什么样的医院诊治最好?

心肌梗死很危险、死亡率很高,一定要到大医院就诊吗?

答案是错误的,正确的答案是选择就近有胸痛中心的医院。

胸痛中心是专门为"快速救治急性心肌梗死"而成立的,到达胸痛中心后,胸痛患者能够享受:先救治后收费,检查、化验、手术优先安排的待遇,心肌梗死能得到更快、更好的救治。

心肌梗死发生后,每一分、每一秒心肌都在坏死,尽快开通闭塞冠状动脉是治疗心肌梗死的关键,到达医院找熟人会造成时间浪费延误心肌梗死的救治。

耿学峰

食物中毒后如何就医？

一天下午，急诊室来了一对 60 多岁的夫妇，都出现恶心、呕吐、腹泻，仔细询问得知两人中午吃了两天前剩的炖排骨，也没放在冰箱里保存，稍微热了一下就吃了。很显然，这是吃了变质食物引起的急性胃肠炎，即"食物中毒"。

什么是食物中毒？

食物中毒是指摄入了含有生物性、化学性有毒有害物质的食品或把有毒有害物质当作食品摄入后出现的非传染性急性、亚急性疾病。简单说，就是我们吃了"有毒"食物后引起的一类疾病。

食物中毒有哪些分类及表现？

根据引起中毒的物质不同，将食物中毒分为 5 种类型，具体如下。

1. 细菌性食物中毒：进食了被细菌及其毒素污染的食物而引起。

2. 化学性食物中毒：化学性毒物混入食物中，比如喷洒农药的蔬菜、水果，掺了甲醇的"假酒"，含瘦肉精的猪肝、猪肉等。

3. 动物性食物中毒：某些动物性食物本身含有有毒成分，我们熟知的河豚、鱼胆、有毒贝类等。

4. 植物性食物中毒：某些植物性食物本身含有有毒成分，如苦杏仁、发芽马铃薯、毒蘑菇、四季豆、白果等。

5. 真菌性食物中毒：某些霉菌在食物中繁殖，比如霉变的谷物、甘蔗等。用一般的烹调加热方法，不能破坏食物中的真菌毒素。

最常见的类型是细菌性食物中毒，在夏秋季多发，常由于食物不新鲜及保存、烹调不当或剩余物处理不当引起患者在进食后数小时内发病，以急性胃肠炎症状为主。部分患者可出现畏寒、发热等全身症状，吐泻严重者可出现脱水甚至休克。少数肉毒中毒的患者出现眼睑下垂、畏光、复视、吞咽困难等神经失能症状，如果抢救不及时，可能会危及生命。

如何准确判断为食物中毒？

1. 中毒者在相近的时间内都食用过同一种食物，停止食用中毒食品后，发病很快停止。

2. 进食后在比较短的时间内出现症状，发病急剧，症状持续时间较短。

3. 所有食物中毒患者的症状表现基本相似。

4. 确定中毒物质对治疗来说至关重要。要保留导致中毒的食物样本，以及患者的排泄物或呕吐物，以提供给医院进行检测。

发生食物中毒怎么办？

如果出现食物中毒，最安全有效的方法就是根据病情程度，前往就近医院的急诊科或消化科就诊。在等待救护车的过程中，可以采取一些自救的办法进行预处理。

1. 迅速排出毒物。进食 6 小时以内，可以用催吐的方法，排出胃内容物。但若呕吐物中有鲜血或咖啡色的物质，应停止催吐。若进食 6 小时以上，大部分食物已到达肠道，可以口服泻药导泻，通过多次排便清除毒物。

2. 适当休息，吐泻严重者暂禁食，待症状好转注意补水，防止脱水；可进食易消化食物，少食多餐；腹痛、腹泻者可用热水袋热敷。

安莹波

出现什么情况需要做急诊手术？

小张意外遭遇车祸导致右小腿严重受伤，被救护车送到医院，拍片后，医生告诉他是胫腓骨开放性骨折，需要急诊手术。急诊手术是患者病情紧迫，经医生评估后认为需要在最短时间内手术，否则可能危及生命。

是不是患者觉得紧急的手术就是急诊手术呢？

急诊经常会面对一些"患者认为很紧急"的情况。比如有些患者常年患有"腰椎间盘突出症"，某一天突发下肢疼痛导致行走困难、入睡困难，就诊于急诊。此种情况确实算急症，但并不是危及生命的情况，多数情况无须"急诊手术"。总之，急诊手术首先是可能危及生命，并且需要"医生评估"，不是大众所认为的"急诊"就是真的"急诊"。

急诊手术必须在急诊就诊吗？

绝大多数情况下确实必须在急诊挂号就诊，并在急诊完善初步检查及进行初步诊断、评估后再住院手术。但随着院前急救的发展，有部分患者也可通过"院前急救绿色通道"，跨过急诊直接住院手术。

哪些情况可能需要急诊手术？

气管异物、严重创伤或感染、急腹症、急性出血、危及母子安全的产科急症等病情危重累及生命的情况。

为什么非急诊手术往往术前要禁食、禁水，而急诊手术却不需要？

急诊手术目的是抢救生命，在手术之前是不可能进行充分胃肠道准备的，但是为了挽救患者的生命，必须要冒这种风险。因此，需要医生来评估利弊，做好相关情况的防范，尽最大努力保护患者安全。

平时没时间，等扛不住了再急诊手术解决，还不用排队，这种想法正确吗？

对于上班族而言，请假看病是不太方便。但急诊手术"短、频、快"就是最优解吗？也不尽然。比如卵巢囊肿的患者，可能数月、数年无任何症状，一旦出现"急性卵巢囊肿蒂扭转"，急诊手术可能需要切除卵巢才能解决问题；但是在非急诊手术时，可采取"开窗减压"等手段治疗，最终可能保留卵巢。

总之，急诊手术一定是可能危及生命并经过医生评估后才决定是否需要进行的，不是患者认为的"急"就一定是"急"。能在非急诊手术解决的疾病，尽量不要拖到急诊解决。

杜剑　孔蕊红

被动物抓咬伤怎么办？

小明养了一只小泰迪，一天小明不慎被小泰迪的牙齿划破了手，该怎么办呢？动物是人类的好朋友，家养的宠物更是常常陪伴我们左右，但有时也会无意间造成一些伤害。

被动物抓咬伤问题严重吗？需要就医吗？

被动物抓咬伤需要考虑 3 个方面的问题：①动物是否带毒；②动物是否携带狂犬病毒；③伤口是否会感染、是否需要注射破伤风疫苗。

首先来说第一个问题动物是否带毒，日常生活中常见的动物多为无毒动物，如猫、狗、兔子、松鼠等；常见的有毒动物包括蛇、蜥蜴等，被有毒动物咬伤时毒素可进入全身多个器官造成损害，严重时可危及生命，所以应在正确处理伤口后及时就医。

其次，狂犬病最常见的宿主动物是狗，然后是猫、蝙蝠，以及一些野生动物，鱼类、鸟类、昆虫、两栖动物等都不携带及传播狂犬病毒，被可能携带狂犬病毒的动物抓咬伤应考虑进行狂犬病的免疫预防。

最后，所有的动物抓咬伤均需要根据伤口的大小、深浅来判断是否需要抗感染及预防破伤风。

被可能携带狂犬病毒的动物（高危动物）致伤该如何处理？

狂犬病高危动物包括狗、猫、蝙蝠及一些野生哺乳动物。凡是破皮的伤口，即使没有出血，也有感染狂犬病毒的可能。

第一步要用肥皂水或洗手液反复清洗伤口 15 分钟，有污血要尽量挤出来，越早冲洗伤口，可越早清除伤口内病毒、细菌、异物等，可大大降低伤口污染程度。第二步前往狂犬病免疫预防定点医院接种狂犬疫苗，必要时还需注射狂犬病免疫球蛋白。

被不携带或极小概率携带狂犬病毒的动物（低危动物）致伤该如何处理？

低危动物包括鼠（实验鼠）、松鼠、兔子、马、牛、羊、猪等。此类伤口可先用肥皂水、洗手液或清水清洗 15 分钟，将伤口进行规范清创并根据伤口情况决定是否需预防破伤风。但是小部分患者具有"恐狂症"，也可接种狂犬疫苗进行预防。

被家养的宠物致伤需要注射狂犬疫苗吗？

家养的宠物即使打过狂犬疫苗，也可能存在免疫失败的概率。而且家养宠物户外活动时，有可能接触流浪猫、狗。狂犬病一旦发作，无法治疗，只有预防。家养宠物狗、猫相对风险较低，但不代表没有风险。

杜剑　孔蕊红

得了急腹症应该怎么办？

早上，小王吃过早饭正准备出门上班，突然觉得肚子一阵剧痛，并开始呕吐，而且感觉疼的越来越严重，小王在家人的陪同下立即打车前往医院。来到急诊，分诊台护士让小王去看腹痛门诊。

肚子疼就是急腹症吗？

急腹症是以急性腹痛为主要症状的腹部疾病的总称，也就是我们常说的肚子疼。不同原因引起的急腹症腹痛的特点有所不同，比如持续的隐隐作痛可能是炎症或出血；肠梗阻的疼痛往往是一阵一阵的；如果是胃肠道痉挛，则多为绞痛。除腹痛之外，患者还可能出现腹胀、呕吐、大小便异常、发热、出汗等症状。急腹症起病急、表现多样、进展快、病情重，甚至可能危及生命。

急腹症有哪些类型？

根据发病部位，急腹症的类型可以分为 3 种：第一种为空腔脏器病变，如胃、小肠、结肠、阑尾等脏器的疾病，常见的病因有穿孔、梗阻、炎症感染、出血等；第二种为实质脏器的病变，常见的病因有破裂出血、炎性感染等；第三种为腹部各脏器血管的病变，常见的病因有血管破裂、栓塞及血运障碍等。

哪些因素会诱发急腹症？

很多急腹症患者是在既往疾病的基础上合并了疾病诱发因素而导致发病的。上消化道穿孔的患者，既往可能有消化性溃疡病史，经常出现节律性的上腹痛，发病前多有饥饿或暴饮暴食、饮酒等诱因；急性胆囊炎的患者，既往多数有胆囊结石的病史，多在进食了油腻食物之后出现腹痛；急性胰腺炎的患者，既往可能患有胆石症或没有得到有效控制的高脂血症病史，在突然暴饮暴食或酗酒之后发病；输尿管结石的患者，多数是由于肾结石脱落至输尿管，出现较为剧烈的肾绞痛；肠扭转导致的剧烈腹痛，一般是因为患者进行了剧烈运动。

此外，妇科疾病如异位妊娠破裂、卵巢囊肿蒂扭转，其他疾病如肺炎、胸膜炎、急性心包炎等也可引起难以鉴别的腹痛，甚至情绪的剧变、精神压力过大都可能诱发急性消化道黏膜病变、应激性溃疡等急腹症表现。

突发急腹症该怎么办？

一旦出现了以下急腹症的信号，应尽快就医：程度逐渐加重或不能忍受的腹痛，伴有剧烈的呕吐或呕血、高热，伴有腹部肌肉硬如板状不能触摸，出现冷汗、面色苍白发青、脉搏细弱、血压下降等休克表现。

急腹症的鉴别通常较困难，去医院就诊前应暂勿饮水进食，避免加重病情及影响后续治疗，在没有明确诊断前，不要自行使用止痛药，因为医生诊断急腹症的病因要根据疼痛的部位、性质、程度及腹部肌肉紧张情况判断，一旦使用止痛药，可能会掩盖病情产生假象。

就诊时医生一般会问到腹痛的持续时间、程度、进展情况、有没有其他伴随症状、发病前的饮食情况等，育龄期的女性还应向医生告知末次月经时间。部分患者在诊断明确后，可能根据疾病的不同转至消化内科、泌尿外科、妇产科等科室继续治疗。

总之，我们应该重视急腹症，避免因处理不及时而导致严重后果，尽快就医、明确诊断才是缓解疾病的关键。

吴凯

止不住的阴道大出血有多可怕？

除夕夜，54岁的杨阿姨突然在家中昏厥。来到医院急诊后，医生了解到她近一年月经不规律，一个月前出现阴道出血，杨阿姨认为月经时有时无，量时多时少，可能是更年期的原因，便未当回事。最近一周出血明显增多，每天可用20片卫生巾，有大血块，而且出现头晕、乏力、心悸症状。最后，医生确诊杨阿姨患有异常子宫出血。

如果杨阿姨未能被及时送到医院就诊，很可能会因为大量出血导致严重贫血，甚至是失血性休克，危及生命。

什么疾病可引起止不住的阴道大出血？

1. 妊娠相关疾病：流产、葡萄胎、前置胎盘、前置血管破裂、胎盘早剥、子宫破裂等。

2. 子宫良性肿瘤：最常见的为子宫肌瘤、子宫腺肌瘤及子宫腺肌病等。

3. 女性生殖器官恶性肿瘤：外阴癌、宫颈癌、子宫内膜癌、输卵管癌及卵巢癌等。

4. 激素相关疾病：青春期功能失调性子宫出血、围绝经期功能失调性子宫出血。

5. 一些全身疾病：如肝病、血液系统疾病等。

止不住的阴道大出血会有什么表现？

1. 正常月经表现：经期一般为2~8天，通常4~6天。周期一般在21~35天，平均28天。经量正常为20~60 mL，超过80 mL即为月经过多。当阴道大出血时，患者常常会出现出血量、出血速度及持续时间明显超过平时月经情况。

2. 患者会因为大出血，机体失血过多导致头晕、乏力、心慌、气短、面色苍白甚至晕厥等。

3. 妊娠相关疾病引起阴道大出血时除了上述症状，患者还可伴有妊娠相关症状，如恶心、呕吐、腹痛、胎动消失等。

当出现阴道大出血时该怎么办？

首先，要及时到医院妇产科就诊，身边有亲人及朋友陪同，不要自行在药店买止血药或去非正规诊所就诊而耽误病情。

其次，当出现异常月经的阴道出血，要及时就诊，一般经过医生查体及相关化验检查，基本可以明确诊断。而一旦出血量多，大于经量，且有伴随症状如头晕、腹痛、呕吐等，就需要挂妇科急诊号，立即就诊，不宜等待。如果是正常妊娠期间的阴道大出血，那一定要到产科及时就诊。

最后，再次提醒广大女性朋友，如果出现大量阴道出血，且有头晕、乏力等伴随症状，一定不要擅自用药，建议及时到正规医院就诊，接受相关化验检查，确诊后医生会给您制定个体化的治疗方案。

曹丹丹

第三章
科学就诊不延误

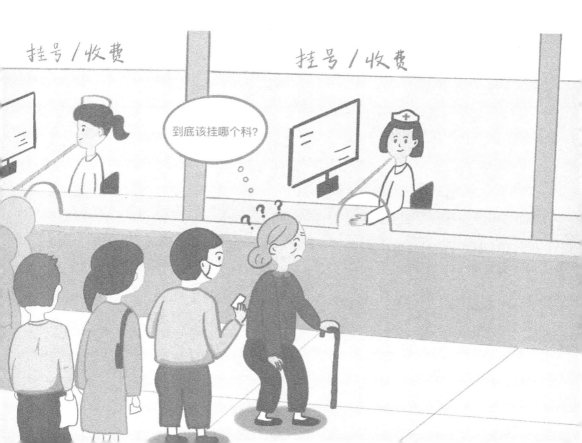

发热

老王因为发热，来到医院发热门诊，原本打算输输液也就好了。可谁知，医生不但详细问了体温多少度，还要问有什么其他不舒服的地方，随后，更要给老王做些检查。"检查什么？不就感冒了吗？至于这样？"老王的困惑同样被接诊医生看在眼里，趁着接诊的间隙，医生和他简单介绍了一些关于发热的事。

发热一定就是感冒吗？

当然不是。发热只是疾病的一种外在表现。发热的病因可以分为两大类，第一类是感染性疾病，如病毒感染、细菌感染，感冒是病毒感染导致的最常引起发热的疾病，此外肺炎、感染性腹泻、尿路感染等也十分常见；第二类是非感染性疾病，如肿瘤、自身免疫性疾病。由于病因复杂，医生会详细询问发热的伴随症状，进行针对性查体，并开具相关化验检查，明确病因后才能给予下一步治疗。

怎么才知道自己发热了？

发热是指体温大于 37.3 ℃。最常用的测量体温的部位是腋窝深处，测量之前避免剧烈运动，将水银体温计甩至 35 ℃以下，水银体温计头端放于腋下，5 分钟后查看刻度。温度在 37.3 ~ 38 ℃ 称为低热；高于 39 ℃ 称为高热；介于两者之间的称为中等度热。有些人会问道："医生，我平时体温只有 35.6 ℃，现在到了 36.5 ℃，算不算发热呢？"正常情况下，人体一天也会存在 1 ℃的体温波动，只有大于正常体温波动的情况才算发热。

发热对人体是好还是坏？

很多患者担心烧久了会把身体烧坏，还有一些患者认为发热是身体免疫强的一种表现。这些说法都是有一定科学依据的。人体受到病毒、细菌的刺激，免疫系统开始工作，清除对人体有害的物质，导致发热。所以从某种程度上说，发热对人体是有益的。但是，体温以 37 ℃为基准，每上升 1 ℃会使基础代谢率增加 10% ~ 12%，所以发热本身就可能增加人体的心肺负担。

如何判断发热是哪种疾病引起的？

发热的病因繁多，伴随症状也千差万别，通过发热的伴随症状可以对病因进行初步推断。大多数发热都会有乏力，感觉太热、太冷或出汗，这些统称为非特异性症状。除此之外，还有一些特异性症状，这里罗列了一些常见的伴随症状，能帮助患者对自身病情做出初步判断。

1. 发热合并鼻塞、流涕、打喷嚏、咽痛、眼部不适等症状，常见于急性上呼吸道感染，即大家熟知的普通感冒或流行性感冒。需要完善血常规、C-反应蛋白、甲型 / 乙型流感抗原检测等，帮助了解上呼吸道感染的类型。

2. 发热合并咳嗽、咳痰等症状，常见于肺炎、急性上呼吸道感染等。需要完善血常规、C-反应蛋白、降钙素原、血气分析和胸部 CT 等化验检查。这里要注意的是，当出现了胸部不适、胸痛症状时，需要格外小心，因为一些心脏疾病如心肌炎、心包炎、急性心肌梗死等也可能出现此类症状，有时病情进展十分迅速，有猝死的可能，应及时就诊，根据病情需要可完善 D-二聚体、心肌损伤标志物，以及心电图等检查。

3. 发热合并腹泻、恶心、呕吐等症状，常见于消化道感染性疾病。需要完善血常规、C-反应蛋白、电解质、肝肾功能、淀粉酶、降钙素原、大便化验，了解消化道感染的类型、感染的严重程度及有无脱水。

4. 发热合并腹痛症状，尤其是腹痛明显时，需警惕外科急腹症如急性胆囊炎、急性阑尾炎、急性胰腺炎、消化道穿孔、肠梗阻等。转移性右下腹痛是指疼痛从一开始的中上腹到右下腹的转移，是急性阑尾炎的特征性临床表现。这时需完善血常规、C-反应蛋白、电解质、肝肾功能、淀粉酶、降钙素原、腹部超声或 CT 等检查。除此之外，急性心肌梗死、糖尿病酮症酸中毒等一些内科急症也会有腹痛表现，且症状不典型，容易漏诊。

5. 发热合并尿频、尿急、尿痛、排尿困难、血尿、小便灼热感、腰痛等症状，常见于尿路感染等。需要完善血常规、C-反应蛋白、降钙素原、肾功能、尿常规、泌尿系统超声或 CT 等。如尿路发生梗阻性病变，如结石、肿瘤、前列腺增生等，会影响尿液的正常排出，严重时可能出现尿潴留、尿路积水，甚至影响肾功能，造成急性肾损伤，体内毒素无法排出，引发高血压、心力衰竭、电解质紊乱等一系列并发症。

6. 发热合并躯干、四肢局部皮肤发红、发热，常见于面背部疖、痈，下肢蜂窝织炎及丹毒，特别是下肢静脉曲张、糖尿病、甲癣患者更易发生。需完善血常规、C- 反应蛋白、降钙素原、下肢血管超声等检查。

经过详细检查还是没法明确病因怎么办？

如果经过详细病史询问、系统查体及化验检查，发热的病因仍未明确，那可能被划为发热待查。这是医学上极富挑战性的一大类疾病，需要住院接受更全面的病因检查。发热待查的病因多为一些少见的感染性疾病、自身免疫性疾病、肿瘤性疾病、血液病。如病因不明确，治疗将仅局限于对症治疗，明确病因后才能进行下一步病因治疗。

医生有话说

发热是生活中经常出现的常见症状，因此很容易被大家忽略。实际上，发热后应及时就医，根据不同病因接受正规治疗，生活中注意休息、避免劳累，以免病情加重。

耿燕　钟若忻

多汗

最近 50 岁的刘女士新添了一个毛病，夜间睡觉的时候特别爱出汗，睡醒了会发现头发和枕巾都是湿乎乎的。这样的情况持续了一个月，刘女士有些急躁，甚至心烦，手心、脚心也比较热，只有喝点凉的饮料才舒服，因此，刘女士决定去中医科就诊。

睡觉爱出汗，是病吗？

一般情况下，如果卧室太热或盖得太多，睡觉过程中出汗就是正常的。像刘女士这种如果排除了环境因素的影响，还反复出现大汗淋漓的情况，就要警惕中医所谓的"盗汗"。

盗汗是一类常见症状，往往行相关检查并不能发现明显异常，患者主要表现是夜间睡觉时出汗明显，醒则汗止，同时还可能会伴有心烦、手足心热、便秘、口渴爱饮水、体重下降，育龄和绝经期女性有可能出现月经异常等症状。其实，盗汗在中医领域往往是由阴虚引起，这一症状好发于任何年龄阶段，无论男女均可出现，这是中医科医生经常在门诊遇见的一类症状。压力较大、更年期、作息异常、血糖升高等都可能引起这一症状。

医生又查看了刘女士近期的化验结果，并未发现有明显异常，近期刘女士也没有出现消瘦、月经不规律的情况，医生通过切脉、对患者舌苔的判断，给刘女士下了盗汗的诊断，证型分析为肝肾阴虚。

患者出现盗汗时需要甄别自己是否只是在夜间睡觉才出汗，同时在就诊的时候最好可以提供近期的生化等检查报告，盗汗患者无须紧张，通过就诊，进行规律的用药调理，很快就能恢复。

除了盗汗，自汗又是怎么回事？

还有一种出汗的形式也较为常见，患者往往在生活中出现不自主的流汗现象，并且这种现象不受天气、环境因素的影响，主要在白天出现，活动或者进食后症状加重。有的患者表现为全身性出汗，有些患者往往是某个部位出汗。此类型出汗常反复发作，患者可能伴有潮热、易感冒、面红、易疲倦等症状。

当出现上述症状时，大概率就是自汗了，中医认为自汗是由气虚不固、营卫失和引起，心液为汗，因此自汗的外在表现可能由多种疾病引起，例如甲状腺功能异常、风湿、自主神经紊乱、慢性消耗性疾病等，因此自汗患者需要做好相关检查，积极查找原发病，并对症处理，如果相关检查无明显异常，可就诊于中医科，进行有针对性的辨证治疗。

手心爱出汗，中医如何调理？

王先生总是手心爱出汗，不论何时何地，兜里都装好纸巾以备不时之需，时间一长，同事和朋友们常拿这件事和他开玩笑，王先生虽然脸上笑笑，其实心里有点苦恼，毕竟手里总是拿纸巾擦来擦去确实有点影响生活。

其实手心出汗也是一种常见的原因不明的功能性局部异常多汗。

中医经络学认为，脾主四肢，因此手掌出汗多与脾胃相关，脾虚生湿、气血不畅、郁而化热可导致手掌汗多。如果手足心出汗，还伴有手足心热、口干咽燥，那就要小心是阴虚了，如果手足心出汗伴有牙龈肿痛、口臭、口干，多属于胃热表现，要服用一些清泄胃热的食物及药物。

手心汗多的患者平时尤其需要注意饮食和作息，不要过多进食寒凉、甜、咸、油腻食物，尤其是晚上要减轻胃肠负担，最好一日三餐清淡饮食，保持大便通畅。同时保持心情舒畅，避免长时间的高压、紧张情绪，如果生活作息及饮食的调节还是不能缓解这一症状，可以考虑寻求中医科医生的帮助。

一紧张就出汗，应该怎么医治？

还有一类患者总是一紧张就出汗，可以表现为全身性的，也有可能是局部性的。这类出汗往往是生理性表现，人体紧张时往往造成交感神经兴奋，因此汗腺分泌增加。如果不影响生活可以不予治疗。

中医认为，肝胆与情绪密切相关，易紧张出汗的患者平素更应该注意调畅自己的情志，当紧张时可以尝试深呼吸缓解不良情绪，平时可以多食用青色食物入肝平肝，帮助我们的肝胆进行良好的疏泄。

缓解盗汗有什么小技巧吗？

如果盗汗严重，不如试试这些小技巧：百合 10 克、麦冬 10 克、北沙参 10 克、五味子 3 克沸水冲泡代茶饮，平时还可以多吃山药、莲子、山竹、雪梨这类的食物，最好不食用辛辣油腻的食物，比如火锅、烧烤等。

但是如果盗汗越发严重，患者出现消瘦、咳嗽、低热、心悸、手抖、乏力明显等症状时一定要就医，排除其他相关疾病。

医生有话说

出汗本是一种自然现象，但是许多异常出汗就需要引起我们的注意了。当出汗伴心悸、消瘦、手抖、失眠，很有可能是甲状腺出问题了，请及时就诊。如出汗伴咳嗽、咳痰，甚至咯血、低热、乏力、消瘦，一定要就诊以排除结核。老年患者突然大汗淋漓、喘息咳嗽、端坐起床、胸闷，甚至咳粉红色泡沫痰，一定要及时就诊排除急性心力衰竭。特别是合并糖尿病或者是肿瘤的患者，突然出现大汗淋漓、四肢抽搐、双眼黑蒙，甚至失去意识，一定要考虑出现低血糖现象，要马上进服含糖饮料，并迅速就医。

王颖

皮疹

24 岁的王女士最近 3 天总是感觉皮肤瘙痒，很快瘙痒的部位会出现鼓起来的大片皮疹，但皮疹过几小时后又会自然消退，尤其是晚上容易发作，影响睡眠，王女士就到了皮肤科就诊。

皮疹是什么原因引起的？

时起时消的皮疹其实就是荨麻疹，也就是俗称的"风疙瘩"，皮肤上会出现红色风团，并伴有瘙痒，是皮肤科门诊中常见的一种皮疹。荨麻疹的病因多种多样，比较复杂，鱼虾、蟹贝、牛羊肉、蘑菇等都能诱发，还有一些药物也能够导致机体发生过敏反应而引起荨麻疹，比如我们常见的消炎药青霉素等。荨麻疹还可能继发于幽门螺杆菌感染、中耳炎、鼻窦炎等感染性疾病。精神紧张及内分泌改变也能引起荨麻疹。

是不是免疫力差才会得荨麻疹？

荨麻疹的病因大部分跟过敏有关，并不是因为免疫力差才会引起，而是因为免疫失调，反应过度，造成了身体免疫系统的紊乱，从而引发了过敏。

荨麻疹严重吗？

荨麻疹虽然是一种常见疾病，但也有可能出现重症，严重的患者可伴有心慌、烦躁甚至血压降低等过敏性休克的征兆，身体内部的黏膜受累，还会出现恶心、呕吐、腹痛和腹泻等，甚至还可能出现呼吸困难及窒息。如果出现了这些症状，就需要及时就诊了。

听说荨麻疹会持续好几年，是真的吗？

荨麻疹在各个年龄均可发病，根据病程，可以分为急性荨麻疹和慢性荨麻疹，皮疹反复发作超过 6 周的称为慢性荨麻疹，症状一般较轻，风团时多时少，病程可以长达数月或数年，部分患者皮疹的发作会有一定的时间规律，酒精、发热性疾病都会加剧荨麻疹。

需要做什么检查吗？

通常不需要做过多的检查。一般情况下急性荨麻疹患者可通过检查血常规初步了解发病是否与感染相关。对于皮疹反复发作、病情较重的慢性荨麻疹患者可以进行免疫相关的检查，必要时还可以进行过敏原筛查，明确病因。

荨麻疹如何治疗呢？

荨麻疹具有自限性，主要的治疗目的就是控制瘙痒等症状，提高生活质量。积极寻找病因，消除诱因或可疑病因有利于荨麻疹自然消退，医生通过对王女士仔细地询问病史和查体，给予王女士口服抗组胺药物治疗。

除了荨麻疹还有哪些常见的皮疹需要到皮肤科就诊呢？

1. 皮肤干燥，反复的瘙痒性红斑

如果皮肤干燥，反复出现瘙痒性红斑，这就要警惕可能是得了"特应性皮炎"。本病反复发作、病程迁延，患者往往有剧烈瘙痒，还常常合并过敏性鼻炎、哮喘等其他特应性疾病，特应性皮炎最基本的治疗就是合理的洗浴和润肤，保湿性护肤品需要足量多次使用，沐浴后应该立即涂抹，冬季根据皮肤干燥情况可选用富含脂类的润肤剂。

2. 境界清楚的红斑，伴有剧烈的瘙痒

有的患者在贴膏药或者染发后会出现境界清晰的红斑，严重的还会出现水疱、大疱并伴有剧烈的瘙痒，这就可能是出现了接触性皮炎。如果出现了类似的症状，一定要先去除致敏物质，再进一步治疗，治愈后也应该尽量避免再次接触，以免复发。

3. 面部皮疹反复发作

"青春痘"是一种常见的面部皮疹，又名"痤疮"，好发于青春期并主要累及面部毛囊皮脂腺，是一种慢性炎症性皮肤病，痤疮的表现可以有许多种，包括白头粉刺、黑头粉刺、炎性丘疹、脓疱，严重的还可能出现结节、囊肿、瘢痕。在日常生活中要注意清洁皮肤，但不能过度清洗，避免挤压和搔抓。避免进食辛辣食物，限制高糖和油腻饮食的摄入。

医生有话说

　　皮肤作为人体最大的器官，保护着体内的各种器官和组织，皮肤是人体的第一道屏障，容易出现多种皮疹，日常生活中应该注意对皮肤的保护，避免过度清洁，保持皮肤润泽，出现皮疹应及时去皮肤科门诊就医，避免疾病进一步发展，危及健康。

刘湘辰

瘙痒

过了国庆节，天气逐渐转凉，李奶奶就开始紧张起来，因为她已经连续好几年一到秋天皮肤就开始瘙痒了，其实身上也没起什么疹子，可就是痒，尤其到了夜里瘙痒加重，抓个没完，越抓越痒，越痒越抓，没完没了，严重的时候根本就没法睡个好觉，一直到转年开春才慢慢缓解，而且一年比一年严重。这不，国庆节也过了，又该开始了，李奶奶不想像以前那么忍着了，跟儿子一说，赶紧到医院看病去了。

瘙痒是什么？

瘙痒是一种引起搔抓欲望的不愉快的皮肤感觉，瘙痒不是疾病名称，而是皮肤病的一种症状。瘙痒症则指的是无特异性皮损的以瘙痒症状为表现的一种疾病，可以是单纯的皮肤疾病或者皮肤疾病的早期表现，也可由众多全身性、神经、精神疾病和躯体化障碍所引起，或者可由药物诱发，原因十分复杂，治疗常较困难。而李奶奶没有任何皮疹，可以初步诊断是得了瘙痒症。

瘙痒都有哪些分类？

根据皮肤瘙痒的范围及部位，瘙痒症一般分为全身性瘙痒症和局限性瘙痒症两大类。

1. 全身性瘙痒症：无特定瘙痒部位，常由皮肤某处开始瘙痒，搔抓后扩散至全身，老年人因皮脂腺功能减退，尤易好发。北方秋冬季气候干燥，更容易复发。全身性瘙痒常为全身性疾病的伴发症状或皮肤病的首发症状。

2. 局限性瘙痒症：仅仅发生在身体局部特定部位，如肛门、阴囊、外阴等。

哪些系统疾病可能引起瘙痒呢？

瘙痒是多种内科疾病的重要症状。

1. 尿毒症（慢性肾衰竭）与瘙痒

尿毒症引起的瘙痒可以是全身性的，也可局限在前额、后背、前臂，它们大多发生在经过血液透析的患者。

2. 胆汁淤积症与瘙痒

常引起瘙痒的肝脏疾病包括原发性胆汁性肝硬化、乙型和丙型病毒性肝炎、原发性硬化性胆管炎、胆管癌、酒精性肝硬化、自身免疫性肝炎等。典型的临床表现为在脚缝和手掌的局限性瘙痒扩散至全身。

3. 血液病与瘙痒

血液病常合并瘙痒的疾病有红细胞增多症、霍奇金病、T细胞淋巴瘤、白血病。低色素性贫血患者常发生局限性或全身性瘙痒。在老年患者中，可能是由恶性肿瘤引起的贫血所致。

4. 内分泌疾病与瘙痒

糖尿病和甲状腺及甲状旁腺功能异常均可以导致局部和全身瘙痒，另外，绝经后女性外阴瘙痒可能与性激素缺乏有关。

5. 妊娠与瘙痒

一般为腹部的剧烈瘙痒，可扩散至大腿、胸部、胳膊、臀部。

6. 恶性肿瘤与瘙痒

一些恶性肿瘤可引起全身瘙痒。化疗和放疗也可引起瘙痒，但这种瘙痒通常具有自限性。

7.HIV感染与瘙痒

瘙痒是艾滋病的早期症状，患者可以同时发生几种瘙痒性皮肤病（包括湿疹、干燥综合征和银屑病）或系统性疾病（包括慢性肝炎、肾病和淋巴瘤）。

如何预防瘙痒？

1. 养成良好的生活习惯：生活要有规律，早睡早起，适当锻炼。此外生活中还要注意及时增减衣服，避免冷热刺激。

2. 远离致敏因素：尽可能减少接触致敏原。

3. 注意饮食，均衡营养，多吃一些水果、蔬菜等维生素丰富的食物。

4. 重视保湿：老年人其实更需要润肤霜。尤其是在干燥季节，晚上洗澡后最好全身遍涂。凡士林乳液、尿素乳膏或者维生素E乳膏都是很好的选择。

5.科学洗澡：选择酸碱度为中性的香皂，避免热水敷烫，热水会洗去皮肤表面油脂，容易使皮肤更加干燥。有的老年人因怕冷或行动不便，减少洗澡频率，其实老年人皮肤代谢缓慢，如更衣、洗浴不及时，会引起角质堆积而出现瘙痒，所以合适频率的洗浴是必要的，只不过要注意少用浴液，及时护肤。

医生有话说

瘙痒是一种引起人主观搔抓欲望的皮肤感觉，只是一种症状，而不是一种独立的疾病名称。首先我们先要了解瘙痒症包括全身性瘙痒症和局限性瘙痒症，可以是始终无特异性皮损的仅以瘙痒症状为表现的一种疾病，也可以是皮肤疾病的早期表现，还可以是全身性疾病的皮肤表现。当我们的皮肤出现瘙痒的情况，应去医院尽早检查，尽量明确病因，尤其不要忽视全身疾病。治疗上应去除病因、养成良好的生活习惯、远离致敏因素、加强保湿。

高建明

皮外伤

清凉的早晨，公园里真热闹，有人在打球，有人在跳绳，有人在跑步……。突然，湖边传来"哎哟"一声，有人不小心摔了一跤。"真倒霉，出血了，去医院吧"，受伤的小伙嘟嘟囔囔的跟同伴说。

日常活动时，大家免不了磕磕碰碰，形成各种不同的皮肤伤口，这时候对于伤口的处理人们总有很多的疑问。

伤口用不用缝针？

"伤口用不用缝针？"这是医生们被问得最多的一个问题。缝合伤口可以减少出血；降低感染概率；减少伤口两端张力，促进愈合；缩小创面，减少愈合后皮肤瘢痕。

在医生们眼里，一个皮肤伤口是否需要进行缝合，要看伤口的性质、大小，以及伤口所处的位置、深浅等。具体讲，如果胳膊上被锋利刀具划了一个伤口，出血较多，就需要缝合；如果同样部位因为摔倒被蹭破了一点皮，有一点点渗血，那缝合就没有必要了。一个 1 ~ 2 毫米长且很浅的小伤口，如果在胳膊上，往往这个时候是不需要缝合的，但假如同样长度的伤口在脸上，那就最好缝针了，可以减少瘢痕形成。

出现皮肤外伤需要缝几针？

这个问题一般会紧随前面的问题出现。声明一点（很重要）：缝合的针数不能反映伤口的严重程度。

首先普及一个小知识：同样长度的伤口，缝合使用的缝针、缝线越粗，缝合的针数越少，缝针、缝线越细，缝合的针数越多；缝合使用的缝针、缝线越粗，愈合后留下的瘢痕越明显。

所以，缝合时使用粗针、粗线还是细针、细线，多缝几针还是少缝几针，这个要看伤口的具体情况。同样长短的伤口，在不同位置、不同深浅，可能缝合的针数并不一样，不同年龄、不同性别的患者，医生的选择可能也不一样。

还是前面的例子：一个胳膊上出血明显的伤口，可能要用粗针、粗线缝上几针，这样止血效果好，一个同样长度的伤口出现在脸上，医生就可能使用特别细小的针线，多缝合几针，这样愈合以后留下的瘢痕会很不明显，美容效果好。

伤口会留下瘢痕吗？

只要有伤口，不管缝合还是不缝合，都必然会留下瘢痕，但是具体形式可能不一样，可能是色素沉着，也可能是瘢痕疙瘩。

瘢痕是伤口自然愈合过程中的一种正常的、必然会出现的生理反应，也是创伤愈合过程的必然结果。没有瘢痕就不会有创伤的愈合。瘢痕的主要成分是纤维蛋白。瘢痕组织纤维蛋白的产生和沉积提高了伤口的强度，对人来说是有益的。受伤的部位不同、严重程度不同，个人体质不同、会导致有的伤口瘢痕明显，有的不明显。

为了减少瘢痕，最好到专业的美容医院或者综合性医院的美容科去接受治疗，不要轻易相信小广告、土专家。

缝针之后，什么时候拆线？

不同部位的伤口、不同严重程度的伤口、不同缝合方式的伤口，缝合后拆线的时间也不一样。

正常情况下，面颈部 4 ~ 5 日拆线；下腹部、会阴部 6 ~ 7 日拆线；胸部、上腹部、背部、臀部 7 ~ 9 日拆线；四肢 10 ~ 12 日拆线，近关节处可延长一些，减张缝线 14 日方可拆线。

所以具体的拆线时间，一定要当面询问您的手术医生，严格遵医嘱。

什么是湿性愈合？

很多人不了解湿性愈合，认为是高科技，其实湿性愈合不是什么高科技。

4500 多年前人们就发现，创面被覆盖后较不覆盖愈合效果要好。1867 年，约瑟夫·李斯特提出了棉纱布敷料覆盖创面的理论，之后的一百年，以棉纱布制品包盖创面的"干燥、透气"理论成为当时的主流，也就是干性愈合。但是干性愈合缺点很多：①伤口脱水、结痂，不利于上皮细胞爬行。②生物活性物质丢失，愈合速度缓慢。③敷料与创面粘连，更换敷料时患者疼痛，再次机械损伤。④容易发生感染。⑤换药频次快，护理量大。

在20世纪60年代，出现了湿性愈合理论：就是使用特殊的具有保湿作用的功能敷料包扎创面，以半密闭方法保持伤口处于低氧、微酸、适度湿润的环境，增加细胞生长及移行速度，加速伤口愈合，并可防止痂皮形成。

伤口湿性愈合适用于各种急、慢性皮肤伤口，湿性愈合材料包括水凝胶、水胶体、泡沫敷料、藻酸盐、亲水纤维、含银敷料、液体敷料等，要根据具体的伤口情况选择合适的敷料，从而快速促进伤口创面愈合，达到满意的治疗效果。

处理皮肤伤口，需要去哪个科室？

1. 急诊外科：负责伤口的初次处理，注射破伤风抗毒素或免疫球蛋白。
2. 创面（修复）外科：负责后续的伤口处理。

医生有话说

如果发生了皮外伤，不要紧张，及时到医疗机构就诊，一般到急诊外科挂号，然后严格按医嘱进行相应的检查和治疗，包括消毒、包扎、缝合、口服药物、注射破伤风抗毒素或破伤风免疫球蛋白等，治疗结束后，医生会告诉您回家后的注意事项，最后会向您交代有关复查的相关问题，如复查时间、挂号科室等。

张军

乏力

30岁的刘先生，工作忙碌，经常加班，最近常常感到疲乏无力，白天提不起精神，感觉周末补觉都缓不过来；70岁的张阿姨，每天接送孙子，买菜做饭，像个陀螺一样忙个不停，好不容易到了周末，忽然感到全身乏力，下肢酸沉，一步都不想走，只想躺在沙发上好好歇一歇。

常常感到乏力，是不是得了什么大病？

身体乏力疲倦属于一种主观感觉，它产生的原因错综复杂，有生理性原因，也有病理性原因。

1. 生理原因：过度劳累，超过个人耐受极限；睡眠不足，经常熬夜；饮食不规律，暴饮暴食，饥一顿饱一顿；育龄期女性还要考虑是否怀孕。这类原因引起的乏力经过休息、规律作息，都是可以靠自己的身体恢复的。

2. 用药原因：服用镇静药、安眠药、抗抑郁类药、消炎镇痛类药及其他药物，也可引起乏力疲倦感。

3. 疾病原因：①精神性疾病：焦虑、抑郁等精神类疾病，容易疲乏，常感到劳累，不愿意活动，不愿意和人交往，或出现全身乏力、面色苍白、出汗、上腹部不适、心悸及呼吸困难、面色潮红等症状。②内分泌代谢性疾病：甲状腺功能亢进症、甲状腺功能减退症、糖尿病等影响内分泌及糖代谢的疾病也可出现乏力、疲倦、嗜睡。③慢性阻塞性肺疾病：患者可以在乏力同时，表现为呼吸困难，慢性咳嗽、咳痰等。④贫血：患者常有进食不佳、挑食、节食、消化系统疾病、月经不调等病史，除乏力外，可有面色苍白、头晕等表现，个别患者可有咽部异物感。⑤其他：慢性肾功能不全、肝硬化、先天性心血管病等。⑥癌因性疲乏：这种乏力是由癌症及其相关治疗引起的，故称为"癌因性疲乏"，是癌症患者最常见的症状之一。

看到上面这么多原因都能引起乏力，大家也不用紧张，多数乏力都是生理原因引起的，通过放松心情、改善睡眠、恢复规律饮食都是可以得到改善的，如果经过自身的调适仍然不能缓解，就要尽快来医院就诊了。

出现乏力反复发作，化验检查也没有异常，中医如何调治？

乏力在中医看来，大致有以下 4 个原因。

1. 脾气虚弱：脾主运化，脾主四肢肌肉，脾负责把我们摄入的饮食转化为营养物质方便吸收，负责生成气血供人体利用。脾气虚弱，不能转化营养，就会出现面黄肌瘦、疲乏无力、食欲缺乏、纳少早饱、腹胀、腹泻等症。小妙招：黄芪、桂枝、白芍、甘草、大枣、麦芽糖沸水冲泡代茶饮，平时还可以多吃大米粥、小米粥、南瓜粥等补气健脾的食物。

2. 湿浊困阻：湿性重浊黏腻，容易困阻脾胃，影响脾胃功能，常常出现困倦嗜睡、身体沉着、口中黏腻、舌苔厚腻及易生湿疹。小妙招：薏米、赤小豆、茯苓煮水代茶饮，平时还可以多进食冬瓜、荷叶粥、竹蔗茅根水等祛湿的食物。

3. 肝气郁滞：肝主调畅气机，全身的气机通畅全靠肝的调节，肝郁还容易导致脾虚，这类人群除了有乏力疲倦的表现，还会有情绪低落、烦躁易怒、焦虑紧张、两胁胀痛、月经不调等表现。小妙招：玫瑰花、生麦芽、大枣、甘草沸水冲泡代茶饮，平时还可以多按揉太冲这个穴位。

4. 肾气不足：肾主作强，为人身阴阳的根本，肾虚可表现为腰膝酸软、疲乏无力、记忆力下降、注意力不集中、免疫力低下、性功能障碍等。小妙招：枸杞子、桑椹、女贞子沸水冲泡代茶饮，平时还可以多按揉太溪这个穴位。

医生有话说

引起乏力的原因有很多，多数乏力都是生理原因引起的，如果经过生活调适仍然不能缓解的，要尽快来医院就诊。我们要根据乏力的伴随症状，就诊不同的科室。育龄期女性出现乏力，伴月经规律改变，需注意妊娠可能。

孙荣妍

贫血

小兰是一位年轻漂亮的公司女白领，平时在办公室很喜欢喝浓茶或浓咖啡，日常生活中很注重体重及身材的管理，平日偏素食，很少吃动物蛋白，因为要减肥，平日饮食不规律，经常节食。近半年来月经不规律、月经量增多。一日，小兰在工作中自觉乏力、头晕并伴有心悸、气促，同事看她面色苍白，建议她去医院做全面检查。

经医生检查后发现小兰为中度贫血，妇科超声提示子宫肌瘤，医生诊断为缺铁性贫血，考虑为子宫肌瘤引起慢性失血所致。

什么是贫血？

一般来说，我国海平面地区，成年男性血红蛋白浓度 < 120 g/L，成年女性（非妊娠）血红蛋白浓度 < 110 g/L，孕妇血红蛋白浓度 < 100 g/L 定义为贫血。贫血患者血红蛋白浓度 > 90 g/L 为轻度贫血；血红蛋白浓度在 60 ~ 90 g/L 为中度贫血；血红蛋白浓度在 30 ~ 60 g/L 为重度贫血；血红蛋白浓度 < 30 g/L 为极重度贫血。

常见的贫血原因有哪些？

一般来说，最常见的是造血原料不足或利用障碍所致的贫血，如铁缺乏或者铁利用障碍所致的缺铁性贫血和铁粒幼细胞性贫血，叶酸和维生素 B_{12} 缺乏引起的巨幼细胞性贫血。此外还有由自身免疫系统疾病产生抗体破坏红细胞所致的贫血，如自身免疫性溶血性贫血。由慢性失血引起的贫血亦不少见，如月经过多、痔疮便血、消化道肿瘤引起的慢性消化道出血等。再有就是骨髓造血功能衰竭，造血功能低下引起的再生障碍性贫血。最后就是造血系统恶性克隆，造血干祖细胞发生了质的异常，难以分化出正常成熟的红细胞所导致的贫血（病态造血），如骨髓增生异常综合征及白血病；另外，恶性肿瘤、消化系统疾病、风湿免疫疾病、甲状腺功能减退症、慢性肾功能不全等都会导致贫血。

出现什么症状需要考虑可能存在贫血？

一般来说，最常见的表现为乏力、食欲缺乏、头晕、耳鸣、失眠、注意力不集中、记忆力减退、毛发干枯、皮肤干燥、面色及指甲苍白，严重者可伴有晕厥、视物黑蒙等。有的还会出现消化不良、腹胀、食欲减退、大便规律及性状改变。缺铁性贫血患者还会出现吞咽异物感或异食癖。

发现贫血应该做哪些检查？

1. 外周血细胞分析：是诊断贫血最直观、最重要的检查，不但可以知道红细胞数量、血红蛋白浓度，反映贫血的程度，还可以判断红细胞的大小，粗略地分析产生贫血的原因。

2. 网织红细胞计数：反映骨髓红细胞造血及增生情况。

3. 外周血细胞形态分析：通过判断外周血中红细胞、血小板、白细胞形态及是否可见原始细胞，大致分析贫血原因，如缺铁性贫血患者进行外周血细胞形态分析可见红细胞体积明显变小，中央淡染区扩大。

4. 骨髓检查：骨髓检查可以明确骨髓的造血能力，看骨髓是否存在造血功能衰竭所致的贫血，如再生障碍性贫血，或存在恶性克隆性造血，如骨髓增生异常综合征及白血病。

5. 造血原料检查：检测血清铁、铁蛋白、维生素 B_{12}、叶酸含量。

6. 针对原发病的检查：如怀疑自身免疫性溶血，可以行自身免疫抗体、胆红素、Coombs 实验检测；发现黑便或血便、月经量多可行粪便常规和隐血、腹盆 CT、胃肠镜及妇科超声等相关检查。根据每个患者不同的情况，针对性地选择检查方法。

贫血应该如何治疗？

治疗原发病：如恶性肿瘤导致消化道慢性失血可以手术切除。

补充造血原料：如琥珀酸亚铁、多糖铁复合物、维生素 B_{12}、叶酸等。

输血治疗：若血红蛋白低于 60 g/L，可以通过输注悬浮红细胞改善贫血症状。

对症支持：贫血导致多脏器缺血及灌注不足，引起心肌缺血、脑缺血等，可给予保护脏器的支持治疗。

贫血治疗后是否会复发？

任何类型的贫血，如痔疮、月经过多引起的慢性失血，如果不去除病因，即便贫血纠正也会复发。对于缺乏造血原料引起的贫血，如果停止药物治疗后，饮食结构不合理，营养不均衡，造血原料再度缺乏，也有复发的可能。

医生有话说

许多临床疾病都可以表现为贫血，故贫血一定要查出具体病因。

健康的饮食习惯：对于造血原料不足引起的贫血，平日要营养均衡，不偏食、规律饮食，多摄入富含造血原料的食物，如瘦肉、动物血制品、木耳等；新鲜的绿叶蔬菜含有丰富的叶酸；动物蛋白、蛋及乳品类富含维生素 B_{12}；避免饮浓茶或浓咖啡等。

良好的生活习惯：贫血患者多注意休息，劳逸结合，避免过度劳累，预防感染和其他疾病的发生。

对于慢性失血引起的贫血，因起病隐匿，病程较长，开始症状不典型，极易忽略，如中老年人一旦发现便血，要积极完善消化科检查（便常规和隐血、肿瘤标志物、腹盆CT、胃肠镜等检查），明确是否存在消化道肿瘤及痔疮等疾病；长期月经不调、月经量过多的女性建议妇科就诊，完善妇科超声等妇科相关检查，明确是否存在子宫肌瘤、子宫腺肌病等疾病。

任晓磊

失眠

小王最近有些睡眠方面的困扰。虽然躺床上很快就能入睡，但睡着后会频繁的醒来三四次，第二天早上天还没亮，他又醒了。小王不知道自己这种情况算不算失眠。似乎也能睡一晚，但又期待更好的睡眠质量。那小王有必要去医院寻求医生的帮助吗？

怎么才算是失眠？

失眠是指尽管有合适的睡眠机会和睡眠环境，依然对睡眠时间和（或）质量感到不满足，并且影响日间社会功能的一种主观体验。表现为：入睡困难（要超过 30 分钟才能睡着）、维持睡眠困难（睡着后会醒过来超过 2 次）、早醒、睡眠质量差和总睡眠时间减少（通常小于 6.5 小时）。同时还伴随白天的疲劳、情绪低落或激惹、躯体不适、认知障碍等。如果这种睡眠困难和相关的日间症状，每周 3 次以上，持续 3 个月，就称为慢性失眠，如果少于 3 个月，称为短期失眠。失眠是一种主观体验，不应单纯依靠睡眠时间来判断是否存在失眠。比如说，有的人虽然总的睡眠时间较短，但自己没觉得睡眠质量下降，也不存在白天的困倦、疲惫感，就不能算是失眠。

导致失眠的原因有哪些？

1. 年龄：失眠可以存在于各个年龄段，随着岁数的增长，失眠的发生率也增加。

2. 性别：女性失眠者比男性多。特别是当年龄大于 45 岁后，失眠的女性人数接近男性的两倍。

3. 既往史：曾经有过失眠经历的人，比普通人更容易再次发生失眠。

4. 遗传因素：失眠存在一定遗传因素，家族里如果有人有失眠症，自己存在失眠的可能性也增加。

5. 应激及生活事件：一些不开心的事件会造成短期失眠，一部分人会随着事件的淡化，失眠症状好转，但有一部分人的失眠逐渐慢性化，发展为慢性失眠。

6. 个性特征：失眠的人常常具有某些个性特征，比如神经质、内化性、焦虑特性及完美主义。

7. 精神障碍：绝大部分精神障碍的人都存在失眠症状，比如焦虑状态、抑郁状态等。

8. 躯体疾病：很多患有慢性内科疾病的人也有失眠的困扰，同时，有失眠症状的人比普通人更容易患慢性内科疾病。

如何评估睡眠质量？

失眠的评估包括自我评估和专业评估，如病史采集、睡眠日记、量表评估和睡眠检测仪等方法。

1. 自我评估：是否存在入睡困难，睡着后是否频繁醒来，是否存在早醒，白天是否存在犯困、情绪低落、记忆力下降等，对自己的睡眠质量是否满意；回顾药物或物质应用史。

2. 专业评估

（1）病史采集：临床医生需要详细询问病史，包括具体的睡眠情况、用药史、可能存在的物质依赖情况，其他躯体疾病史，还要了解妊娠、月经、哺乳、围绝经期等躯体状态，并进行体格检查和精神心理状态评估。

（2）睡眠日记：由本人或家人协助完成为期2周的睡眠日记（表3-1）。

表 3-1　睡眠日记

睡眠问题	日期						
	1	2	3	4	5	6	7
今天一共睡了几小时							
白天睡眠的时间段							
夜间睡眠的时间段							
夜间睡眠觉醒次数及时间点							
睡眠问题的类型							
可能会影响今日睡眠的具体问题							

（3）量表评估：辅助失眠诊断与鉴别诊断的自评与他评量表包括：匹兹堡睡眠质量指数；失眠严重程度指数；广泛焦虑量表；状态特质焦虑问卷；Epworth思睡量表；疲劳严重程度量表；生活质量问卷等。

（4）睡眠检测仪：整夜多导睡眠图监测主要用于失眠的鉴别诊断和疗效评估；多导睡眠图监测多次睡眠潜伏期试验用于鉴别发作性睡病和日间睡眠增多等疾病；体动记录仪用于鉴别昼夜节律失调性睡眠觉醒障碍。

失眠需要就医吗？

当你觉得自己存在失眠时，首先问问自己：

1. 有合适的睡眠机会、睡眠环境吗？如果因为有应激事件、熬夜加班或者玩手机、白天喝了浓茶咖啡、酗酒、换了不熟悉的床或房间导致的失眠，可以首先改变自己的生活作息和影响睡眠的生活习惯。

2. 对睡眠时间和（或）质量感到满足吗？如果躺在床上很难入睡，睡着后还会频繁的醒来，第二天早早的就醒来，自身对这样的睡眠质量不满足时，可以就诊神经内科睡眠门诊。

3. 影响到你的日间社会功能了吗？失眠引起的日间社会功能障碍主要包括疲劳、情绪低落或激惹、躯体不适、记忆力下降、反应变慢、注意力不集中等。如果受到这些症状的困扰，也建议就医。

失眠如何治疗？

1. 认知行为治疗：从"想法"和"行为"双管齐下，一方面改善对睡眠问题的不合理信念；另一方面改善不利于睡眠的行为。常见的失眠认知行为疗法有以下内容：睡眠卫生教育，帮助患者不过分关注睡眠，尽量放松，培养对失眠影响的耐受性，指导患者避免在床及卧室内进行除睡眠和性行为以外的事情，通过缩短卧床时间，提高睡眠效率。

2. 药物治疗：短期应用药物治疗失眠是有效的，长期用药需要考虑药物的起效时间、维持时间、副作用、与其他药物的相互作用、成瘾性等多方面因素，在医生的指导下进行个体化治疗。尤其是老年人、妊娠期、哺乳期、合并肺部疾病等特殊患者，更应引起重视。

3. 物理和中医治疗：可以尝试经颅磁刺激、生物反馈治疗、光照治疗等物理疗法，以及中药、针灸、推拿等传统医学疗法。

医生有话说

如果想要拥有良好的睡眠，首先要有良好生活作息和生活习惯。如果睡眠质量影响了白天的社会功能，可以于睡眠门诊就诊进行睡眠相关的评估。

周正宏　李常红

震颤

张大爷右手抖动有 3 年了，大多在不活动时出现，紧张的时候抖动更明显，一开始手抖的幅度不大，但是慢慢地越来越严重，幅度变大了，右腿也开始出现轻微的抖动，同时还出现了动作变慢、肢体僵硬的现象，现在吃饭、写字之类的日常活动都受到了影响。家属带着张大爷来到医院，想搞明白这是得了什么病。

什么是震颤？

身体任何部位产生姿势或动作，都需要两组肌群协调运动来完成。当这两组肌群不能协调地同步运动时，它们所支配的部位就会出现不受控制的、有节律的抖动或颤抖，这就是震颤，俗称抖动。静止或活动时均可出现震颤，一般在情绪紧张时震颤加重，睡眠时消失。各年龄段均有发病，老年人居多。

震颤有哪几种？

根据临床表现，震颤可分为 2 个主要类型：静止性震颤和动作性震颤。静止性震颤是指受累肢体部位的重量得到充分支撑且处于放松状态下出现的震颤，如坐立时，将手放在大腿上出现的手抖，活动时震颤减轻或消失。动作性震颤在肌肉收缩时发生，即活动中、平举时等都会发生肌肉收缩，均为动作性震颤。

所有颤抖都是病吗？

不是所有的颤抖都是病。有一种颤抖见于正常人，称之为生理性震颤，这种震颤可以累及任何肌群，在清醒时持续存在，甚至在睡眠某些阶段也存在。此种震颤非常微弱，肉眼几乎难以辨别，只有在手指用力平伸并借助于某些工具才可显现，频率为 8 ~ 12 赫兹，通常影响双手，一般不会对日常生活造成很大影响。

震颤≠帕金森病，哪些病可以出现震颤？

生活中我们经常遇到这样的情况，"手怎么不自主地抖动了，难道我有帕金森病？"事实真的是这样吗？其实不然，很多疾病都有可能出现震颤症状。依据病因可将震颤分为多种类型，如原发性震颤、帕金森病震颤、小脑性震颤、周围神经病性震颤等。

典型的原发性震颤为姿势性震颤，震颤往往是患者的唯一异常表现，相当部分患者有家族史。

帕金森病震颤主要表现为静止性震颤，同时还伴有动作迟缓、肌肉僵直、姿势和步态异常等，这是由于脑内缺乏一种叫作多巴胺的物质。

小脑性震颤是由于小脑病变引起的意向性震颤，在随意动作开始时震颤并不明显，随着运动肢体越来越接近目标时震颤变得越来越突出。

周围神经病性震颤是由周围神经受累引起的姿势性或运动性震颤。另外还有某些内科疾病引起的震颤，常见的如甲状腺功能亢进、肾上腺皮质功能亢进、嗜铬细胞瘤、低血糖等。

有哪些因素会诱发或加重震颤？

应用药物（β受体激动剂、肾上腺素、锂剂、糖皮质激素等）、代谢紊乱（甲状腺功能亢进症、肾上腺皮质功能亢进、低血糖等）；突然戒酒；停用镇静剂；饮用富含黄嘌呤类似物的饮料（茶、咖啡等）；精神紧张、睡眠不佳、疲劳、饥饿、天气过冷或过热等。

如何向医生描述自己的震颤症状？

患者在就诊前，可以先从以下几方面总结一下自己震颤的特点。

1. 震颤的部位、出现时间和病情进展情况：首先描述出现震颤的部位，如肢体、头、舌、下颌及声带等。震颤是在活动中出现，还是静止休息时出现，睡眠中是否仍震颤，紧张时是否加重。有的患者病程较长，需向医生描述症状进展的具体过程。

2. 震颤的伴随症状：动作迟缓、肌肉僵直、姿势和步态异常、嗅觉减退、体位性头晕、便秘、焦虑、抑郁、睡眠障碍、幻觉、记忆力减退等其他症状。

3.震颤对药物的反应：有些患者已经服用治疗震颤的药物，例如苯海索、多巴丝肼片（美多芭）等。这时，需要告知医生服用的药物种类、具体用法、服药后震颤改善的程度及药物起效时间、疗效持续时间等。

医生有话说

很多原因都会导致震颤，震颤只是症状，导致震颤的疾病很多，轻重也不同，需要重视，但是也不能过于恐慌，遵医嘱、保持好心态。医生会根据患者的震颤特点，结合震颤分析、头部影像学检查、药物测评等相关检查，帮助患者诊治。导致震颤的疾病多是慢性病，帕金森病，需要门诊长期随访。治疗震颤的药物也不可以乱用，要遵医嘱调药。

赵佳佳

扫一扫观看视频
《手抖一定是震颤吗？》

头痛

36 岁的王女士是公司的高管，常年遭受头痛困扰。紧张工作、睡眠不足、喝咖啡、长时间看手机都可能会诱发头痛，严重时，每个月会发作 2 ~ 3 次，睡眠或吃止痛药有时可以缓解，但时好时坏，总是担心是不是脑子里长了肿瘤，今天来门诊求医。

头痛是一个常见的困扰百姓健康的疾病，那么王女士多年的头痛到底是怎么回事呢？

"我"属于哪种头痛？

头痛一般分为原发性头痛和继发性头痛。原发性头痛至今都没有找到明确病因，多认为与血管舒缩功能障碍、脑内神经递质失调有关，比如偏头痛、紧张性头痛、丛集性头痛等；而继发性头痛则多由器质性疾病引起，比如脑血管疾病、脑肿瘤等，当发生脑血管疾病引起剧烈头痛时，往往可危及生命，一旦发现请马上就医，刻不容缓。

原发性头痛都有哪些？

原发性头痛主要包括偏头痛、紧张性头痛、丛集性头痛等。

1. 偏头痛多表现为疼痛发生在头的一侧，有时会伴有恶心、呕吐、怕光、怕噪音等。偏头痛反复发作，每次持续数天。多数偏头痛在发作前有前驱症状，例如疲乏、烦躁，持续数小时不等；之后会有一过性先兆症状，比如看东西有闪光、水波纹、暗点，但持续时间一般不超过一小时；头痛开始后会逐渐加剧，严重时持续数天；头痛后患者也不能马上恢复，有时候还要休息几天后才能完全恢复正常。

2. 紧张性头痛相比偏头痛，其发生概率往往更高，起病形式相对缓慢，疼痛感逐渐加重，可持续数日或数年，疼痛部位主要为双侧眉弓上方、颈项部及双侧枕部，常在情绪紧张、激动或者劳累、熬夜之后出现，类似头顶上压了重物，常表现为钝痛，有压迫感、胀满感、紧箍感、束带感等，也可感觉头肩部沉重。

3. 丛集性头痛不太常见，可能与神经介导慢性生物紊乱有关，多为急性起病的严重单侧头痛，可反复发作，疼痛位置多为单侧眼眶、眶上、眼球后及太阳穴处，伴流泪、剧痛。

继发性头痛都有哪些？

继发性头痛是由器质性疾病引起的，当发现以下这些情况，请紧急就医。

1. 蛛网膜下腔出血：是一种严重的、突然发作的剧烈头痛，可伴有恶心、喷射样呕吐和意识障碍（昏迷）等。经常被患者形容为"一生中经历的最严重的头痛"，头颅 CT 检查可帮助诊断，必要时需要行腰椎穿刺检查明确诊断。

2. 脑出血：大多有高血压病史，多在活动中或情绪激动时突然起病，可表现为全脑疼痛，可以伴恶心、呕吐、肢体瘫痪、脑膜刺激征等。需行头颅 CT 检查明确诊断。

3. 颅内占位：多表现为慢性头痛。头痛程度为轻至中度，性质为钝痛，持续性或间断性，可因改变体位或增加颅内压的动作，诸如咳嗽、喷嚏及用力排便等而加重。尽早行头颅影像学检查，可明确诊断。

偏头痛的病因有哪些？

1. 遗传因素：仔细询问偏头痛患者的病史，我们会发现约 60% 的偏头痛患者，家属中总能找到一个也患有偏头痛的，而且其亲属偏头痛发作的概率是一般人群的 3 ~ 6 倍。

2. 内分泌代谢因素：偏头痛的发病群体女性多于男性，有些偏头痛的发生与经期、妊娠、口服避孕药等密切相关。

3. 饮食因素：偏头痛的发作可由某些食物或药物诱发，比如 3C 类食物（奶酪、巧克力等）、味精、酒精、熏制食物等。钙及 B 族维生素的缺乏，也有可能加重头痛。药物中的口服避孕药和血管扩张剂类药物也容易引发偏头痛。

4. 环境和精神因素：寒冷、高海拔、情绪的紧张激动、睡眠过多或过少，以及工作精神压力大、过度劳累也可诱发偏头痛。

俗话说得好，晚治不如早治，早治不如预防，怎样能预防偏头痛？

1. 保证充足的睡眠，补充优质蛋白，补充 B 族维生素及微量元素。

2. 避免不良食物、药物刺激，如酒精、奶酪等。

3. 避免长时间坐位，适度颈部活动。

4. 适度的体育锻炼，如慢跑、快走、游泳等。

5. 放松紧张的精神状态，如伴有焦虑、抑郁情绪，应该到心理门诊就医，可给予药物治疗等缓解焦虑情绪、改善睡眠。

6. 在头痛发作期，根据头痛的程度、分期个体化选择适合的药物，尽量避免使用吗啡类容易成瘾的止痛药物。另外，一定及时到头痛专科就诊，避免一头痛就吃止痛药，过量、过度使用止痛药还会造成药物过度使用性头痛。

7. 疼痛科理疗，以及高压氧舱对头痛的缓解也有一定疗效。

医生有话说

原发性头痛的病因和临床表现各不相同，如果不尽早正规诊治，会慢性化，慢性头痛会对患者的身心健康带来极大的危害，严重影响生活和工作，请及时就医，针对头痛类型给予正确的评估和治疗。当您出现头痛以外的其他症状时请及时就医，请专科医生排除继发性病因，因为有些疾病有危及生命的风险。健康的生活方式是减轻头痛的重要法宝。

刘永珍

头晕

一天下午王大爷像往常一样午睡，当他从床上起来时，突然感到一阵头晕，站不稳差点摔倒在地，脸色煞白、大汗淋漓，难受得想吐又吐不出来。孩子们吓得赶紧把王大爷扶到床边休息，好一会儿才缓过劲儿来。王大爷呼叫了救护车前往医院，想弄明白这头晕是怎么回事？

头晕和眩晕是一回事吗？

头晕和眩晕是不同的概念，他们的主要区别在于，患者在没有自身运动时是否存在虚假的运动感。

头晕患者常描述为头部昏昏沉沉、头昏脑胀、头部像顶了顶大帽子、头重脚轻以及脑子不清晰等，但是不伴有自身旋转或者运动的感觉；而眩晕患者会有明显的运动感，感觉自己在旋转、滑动、摇摆或者漂浮、睁开眼能看到周围环境在翻滚、倾倒、晃动，常常伴有恶心、呕吐和步态不稳等症状。

头晕和眩晕是如何发生的？

这两种症状与我们的眼睛、耳朵及中枢神经相关的系统都有联系。当眼部有病变，比如散光、视物成双等，可产生头晕感；当耳部有病变，比如耳石症、迷路炎、突聋、前庭神经元炎、梅尼埃病等常有眩晕感；当脑部有病变，比如脑血管病、脱髓鞘病、帕金森病、脑炎及听神经瘤等，均可引起头晕或眩晕的发生。还有些内科疾病，比如高血压、直立性低血压等血压异常，心律失常、心力衰竭等心脏疾病，焦虑抑郁等精神疾病，失眠等睡眠障碍，颈椎病，低血糖，贫血等都可以引起头晕和眩晕。

伴随什么症状的头晕、眩晕需要立即就诊？

1. 当头晕或眩晕伴随意识障碍、吞咽困难、言语不清、步态不稳、肢体无力、口角歪斜、视物成双等症状时，可能出现脑梗死或脑出血，需要立即就诊于急诊内科、神经内科。

2. 当头晕或眩晕反复发作，伴耳部不适或听觉异常，建议立即于耳鼻喉科就诊。

3. 当头晕或眩晕伴随持续高血压、胸痛等，建议立即于心内科就诊。

4. 当头晕或眩晕伴随肩颈部不适，如果活动或休息后持续不见好转，建议就诊于骨科；如果伴随颈部外伤建议立即就诊于骨科。

5. 如果头晕和眩晕症状不同于以往发作的表现，也建议尽快就诊。

6. 当头晕或眩晕伴随失眠、焦虑、抑郁状态，建议于精神科就诊。

如果头晕和眩晕症状和以往发作类似，可以按照以往医嘱服药，若症状不改善或有加重倾向，需要及时去医院就诊调整治疗。

如何向医生描述自己的头晕症状？

患者在就诊前，可以先从以下几方面总结一下自己头晕的特点。

第一，头晕的表现形式。例如，是感觉头部昏沉感、头胀还是头重脚轻，有没有感觉房子在旋转，有没有自己在旋转或像喝醉了酒或坐在摇晃的船上。

第二，头晕的诱发因素。头晕前有无合并疾病，如中耳炎、高血压、糖尿病、脑血管疾病等；有无发热史、感染史、外伤史、昆虫叮咬史、黑便史、贫血史、失眠史；有无体位改变、长时间站立、按摩史、情绪波动、近期药物服用史等。

第三，头晕持续的时间。头晕持续数秒、数分钟还是数天，是一阵一阵的头晕还是持续性的头晕。

第四，头晕与头位、体位的关系。当转头、摇头、低头、仰头时，头晕是否加重；弯腰后起身、久坐后躺下、从躺下位置到坐起或站立位等体位变化时，头晕是否加重；静止不动时，头晕是否改善。

第五，头晕的伴随症状。是否伴随恶心、呕吐、肢体无力、步态不稳、言语不清、吞咽困难、手脚发麻、心慌、心前区不适、头痛、血压升高、血糖降低等；耳朵是否有发胀或耳堵感、听力减退等；眼睛看东西是否有重影、水波纹、闪光或双眼发黑感。

如何缓解头晕症状？

1. 养成良好的生活方式，比如：充足的睡眠、规律的饮食，愉悦的心情、防止七情（喜、怒、忧、思、悲、恐、惊）过度，适当的运动，避免受凉感冒、劳累、熬夜等。

2. 尽可能地控制血压、血糖，两者不管是过高或过低都会引起头晕。

3. 久蹲起身或者久躺起床时，要减缓动作，让身体有个缓冲时间。

医生有话说

　　头晕或眩晕是一种症状，背后潜在疾病可轻可重，要重视起来。引起头晕和眩晕的原因有很多，医生会根据患者自述的头晕特点，结合相关辅助检查，帮助患者诊治。根据头晕或眩晕的伴随症状，需要就诊于不同的科室。

刘磊　张燕辉

脱发

　　小李,28岁,是一位阳光帅气的小伙子,最近发现自己的头发越来越少了,而且前发际还明显后移。他拿着自己几年前刚刚毕业时的照片对比,再看看镜子里现在的自己,小李非常苦恼:"难道我的头发不爱我离我而去了?"

　　近年来脱发人群越来越多,根据流行病学调查显示,在全部脱发类型中,仅发病率最高的雄激素性脱发,中国男性发病率就有21.3%,女性发病率也有6%。也就是说,每5个男人里面,就有一个开始"秃"了;而20个女性之中,也至少有1人步入了脱发行列。

什么是脱发?

　　人的头皮里,大概有10万个毛囊(毛囊在发根,就像头发的生产线一样)。毛囊也是活的,按照生长期、退行期、休止期的周期在我们的头皮里生长和工作。

　　正常成人每天会有50～100根处于退行期或休止期的头发脱落,我们的头发总量基本不变。但当这种平衡被打破,一段时间内掉落的头发超过这个数量,而新生的头发不足以填补脱落的空缺数量时就会形成病理性脱发。

如何判断自己是不是病理性脱发?

　　1. 女性判断自己是不是病理性脱发的简单方法如下。

　　每个月找个固定时间用盆洗头发,如果盆内的头发连续6个月不超过70根,则基本正常,超过就是脱发了。

　　2. 男性判断自己是不是病理性脱发的简单方法如下。

　　看发际线,如果额头和两边鬓角的发际线逐渐往后移;看头顶,如果头顶头发逐渐稀疏,并能看到头皮;用手压头顶部前后,如果头发的弹性和厚度不一样,都存在脱发问题。

脱发分几种？

确定是病理性脱发后，还要搞清楚究竟是什么原因导致的及具体的脱发类型，常见的病理性脱发主要包括以下几种。

1.雄激素性脱发：占所有脱发疾病的90%左右，主要与遗传、雄激素相关。典型的临床表现是男性多为前额和两鬓角发际线后移，或枕顶部进行性脱发；女性表现为头顶部毛发密度进行性减小。

2.斑秃：是一种炎症性非瘢痕脱发疾病，病因尚不完全清楚，目前认为是由遗传因素与环境因素、精神因素共同作用所致的。临床表现为头部突然发生的边界清晰的圆形斑状脱发，有一定自愈性，俗称"鬼剃头"。

3.休止期脱发：是一种由于毛囊周期紊乱，以大量休止期毛发同步脱落为特征的弥漫性脱发疾病。

4.感染性脱发：由于真菌等病原体的感染而造成的脱发称为感染性脱发。

5.药物性脱发：某些药物如免疫抑制剂、砷剂、抗抑郁药、高血压药等药物可影响发根部毛母细胞的功能，导致脱发。抗肿瘤的化疗药物也会导致脱发。

6.营养性脱发：因体内缺乏某些营养元素或者摄入过量糖、盐、硒等元素，以及某些代谢性疾病如精氨基琥珀酸尿症、高胱氨酸尿症等造成的毛囊营养代谢性障碍，从而导致毛囊萎缩引起脱发。

7.瘢痕性脱发：深度烧伤、电伤、放射性皮炎、免疫炎症性疾病、感染性疾病、皮肤恶性肿瘤等原因引起毛囊破坏形成瘢痕，从而产生永久性秃发。

脱发了要去哪里治疗？

脱发是一种复杂疾病，可能与多种因素相关，患者一定要去正规医疗机构的皮肤科就诊。

在脱发疾病诊治中，皮肤科医生会检查患发长度、脱发形态和分布特点、新生毛发生长情况，然后做一些针对毛发的特殊检查，如拔发试验、毛发镜检查等。同时整体了解患者的全身健康状况，关注全身伴发疾病。

脱发多长时间能治好？

脱发并不是一个简单的症状，而是包括一类疾病的综合。最常见的脱发问题主要是雄激素性脱发和斑秃。就雄激素性脱发而言，用目前指南推荐的药物进行治疗，疗程一般达到半年时头发开始生长，维持治疗至少一年才可以见到比较明确的疗效。

对于斑秃患者而言，如果是单个的面积较小的斑片型斑秃，经过积极有效的治疗以及患者进行生活等方面的自我控制一般2～3个月才能见到效果。

目前皮肤科也引进了一些新的治疗手段，除口服药物以外，还有微针及低能量激光照射等，可以在原基础上加速头发生长速度，缩短治疗疗程，巩固治疗效果。

脱发常见的治疗手段有哪些？

不同的脱发类型，会有不同的治疗手段，常见的手段如下。

外用药物治疗：如米诺地尔，能够刺激头发生长，需要长期使用；另外还有糖皮质激素类药物、二苯环丙烯酮等。

口服药物治疗：如非那雄胺，仅可用于男性，能够延缓或减少脱发的症状；螺内酯是女性可服用的对抗雄激素的药物，使用期间需避孕还可以口服糖皮质激素、环孢素等。

其他方式：微针治疗、低能量激光照射等可以与上述药物结合治疗，能够缩短疗程。对于脱发特别严重的患者，也可以采用自体毛发移植的方法进行治疗。

出现脱发症状后，一定要及早就医，让专业医生诊断具体的脱发类型、程度，选择最适宜的治疗方式。

如何预防脱发？

1. 精神放松，保持愉悦的心情。

2. 适当地清洗头皮，保持其清洁，一般为一周2～3次，头皮出油多者也可以每天清洗。

3. 头皮按摩，促进头皮的血液循环。

4.保持均衡的膳食结构，多吃一些富含蛋白质、维生素和微量元素的食品，有助于预防脱发。忌食辛酸刺激食品。

医生有话说

　　在我们日常生活中脱发的防治至关重要，如果出现脱发症状，应当及时咨询医生，一定要在医生的帮助下寻找脱发的原因，尽早采取有效的治疗手段尽早治疗。

郑旭

记忆力下降

张大爷最近特别困扰，觉得自己的记忆力大不如从前，总是丢三落四，想不起东西放在哪儿，想不起认识了很久的朋友叫什么名字。开始张大爷还以为这是正常变老之后的记忆力下降，但是慢慢地已经开始影响日常生活。于是，张大爷来到医院，想查查具体是怎么回事。

什么是记忆力下降？

记忆力下降是指各种原因（衰老、疾病、精神压力、睡眠障碍等）导致的记忆力低于正常水平，与不良情绪、失眠、年龄、用脑过度、不良嗜好等有关。表现为患者对发生过的事情，存在脑海中的记忆减退或是遗忘。

记忆力下降的原因都有什么？

1.生理性变化：记忆力会随年龄的增长而发生变化，是一种记忆的正常老化。

2.疾病：①神经性疾病：脑动脉硬化、脑卒中、脑炎、阿尔茨海默病、脑瘤、神经性梅毒等；②精神性疾病：焦虑症、抑郁症、精神分裂症、失眠等；③代谢性疾病：甲状腺功能减退症、酒精中毒等。

3.其他原因：①睡眠障碍；②记忆力与精神、心理因素有十分密切的关系，长期压力过大、抑郁、自卑、焦虑等都会引起记忆力下降；③用脑过度、不良嗜好及疲劳等都会使记忆力下降。

记忆力下降需要住院吗？

如果是突发记忆力下降，伴有头痛、呕吐、意识障碍、偏瘫等症状，需考虑为急性脑血管病，如脑梗死、脑出血等，这时需要尽快到医院急诊就诊，必要时住院完善检查和治疗；如果是缓慢进展的记忆力下降、健忘，有时伴反应迟钝、情绪消沉，日常生活能力下降、生活不能自理，或伴反复发作的头痛、头晕等症状，可在神经内科门诊就诊，完善相关的检查及接受口服药物治疗。

记忆力下降需要做哪些检查？

医生会首先进行体格检查，初步了解患者的全身情况及精神状态，同时进行认知功能检查，判断患者记忆障碍的类型及范围，然后会根据患者的具体症状选择相应的实验室和影像学检查，进一步确定病因、判断病情，比如血液检查、CT、脑脊液检查、MRI、脑电图等。

记忆力下降需要用怎样的手段治疗？能治愈吗？

治疗的原则为明确诊断，找到病因，针对性治疗原发病，对于脑动脉硬化等器质性疾病主要以去除病因为主，比如改善大脑血供、控制血压和血糖等脑血管病危险因素，而抑郁症和神经衰弱等疾病，在药物治疗的基础上还要辅以心理疗法、行为疗法等。记忆力下降虽然不能治愈，但经过适当的治疗，是有可能改善的。

记忆力下降有哪些预防措施？

1. 采用积极健康的生活方式，平时要有规律地生活，适当进行体育锻炼及脑力活动，保证充足的睡眠。

2. 正确进行自我调节，注意保持乐观的情绪和积极向上的心态。

3. 物品放在相对固定的位置，使用后放回原位，对于一些重要的事情可以采取用笔记录的方式，养成良好的生活习惯。

4. 饮食中应该注意多食用新鲜蔬菜、水果、玉米、糙米、小麦、黄豆、酵母、牛奶、动物肝脏、瘦肉等。

医生有话说

记忆力下降的原因有很多，出现症状后不要紧张，先来医院检查一下看看是什么原因，可以采取对症的治疗措施。突发记忆力下降要警惕急性脑血管病，一定要第一时间来医院就诊。

贾珂　孟晓梅

扫一扫观看视频
《记忆力下降》

眼部不适

刘大姐最近莫名觉得眼睛发干、酸涩，对着电脑工作一天后眼睛时常布满了红血丝，虽然不是大毛病，但是也让她很不舒服。

眼睛红血丝比较多，应该用些什么药呢？

"眼睛红血丝多"是眼科一个常见的症状，很多眼部疾病都可以导致眼红的出现。首先，我们可以先自查一下症状：在眼红的同时，还伴不伴有其他不适，比如眼部分泌物有没有增多、眼睛痒不痒、视力有没有下降、眼睛有没有疼痛的感觉等，不同的伴随症状可能是由不同疾病所导致的，药物的选择也会有所不同，所以需要到眼科进行专业的检查以明确，最好不要自行用药。当然，如果只是单纯的"红血丝"多，并不伴有其他不适，那么这种情况大多是由干眼、视疲劳导致的。

眼睛酸涩，应该怎么治疗？

干眼的患者在门诊占了相当高的比例，现在人们的生活方式多种多样，所以导致干眼的原因也是各不相同，首先可以先回想自己有没有不良的生活习惯，比如熬夜、长期化妆、长时间的近距离用眼等情况。在进行药物治疗前，可以先改善一下自己的用眼习惯：比如保证充足的睡眠时间、多多进行远眺让眼睛放松、增加房间的湿度、彻底卸妆清洁等。另外，热敷也是缓解干眼的一个相当不错的办法，大家可以根据自己的时间，每次进行 10 分钟左右的眼部热敷（温度以 42℃左右为宜）能让眼睛得到很好的放松。当然，如果单纯改善用眼习惯，不足以缓解眼部的不适，那么就需要到眼科进行进一步的检查了。眼科医生会进行眼睑、角结膜及泪膜等的检查，开具针对性的药物。目前最常用的药物便是人工泪液了，但是如果是比较严重的干眼，甚至已经合并明显的角结膜病变，就需要结合其他药物使用。总之，干眼是多种因素混杂导致的，改善用眼习惯是首要任务，其次是配合药物的应用，大家可以到医院有针对性地进行治疗。

见风就流泪是怎么回事呢？

眼睛流泪可以分为泪液的分泌增多及排出受阻。对于"流泪"，首先可以先判断是在室内、室外均流泪，还是只是在室外流泪。如果流泪的时间、地点不具有特征性，那么很有可能是泪道堵塞了，大家可以在眼科进行泪道冲洗检查，医生会根据冲洗液的反流情况，来判断堵塞的程度及部位，给出相应的治疗方案。如果只是单纯在室外流泪这种情况，大部分还是患者的眼表比较敏感，接触到冷风或者被污染的空气时，眼部就会分泌大量泪液，产生流泪的情况。对于这类患者，一方面可以在出行时佩戴护目镜；另一方面，也可到眼科进行检查，由医生开具一些润眼、稳定眼表的药物，以期达到满意的效果。

眼前偶尔有小黑影飘来飘去，需要做什么检查？

"眼前黑影飘动"统称为飞蚊症，这种情况多指向眼球后部问题，所以需要到医院进行玻璃体和视网膜的检查。很多疾病都可以导致飞蚊症，最常见的是玻璃体混浊和玻璃体后脱离，这两种疾病通常都是良性疾病，单纯的玻璃体浑浊和玻璃体后脱离并不需要进行治疗、干预。当然，其他一些疾病，比如中间部葡萄膜炎、视网膜血管炎、视网膜出血、视网膜裂孔等，都可以表现为"黑影飘动"的症状，所以飞蚊症是需要进行眼底检查以明确病因的。另外提醒大家一点，眼底检查是需要散瞳后进行的。散瞳后，看近处物体模糊，4～6小时后自发缓解，所以就诊当天不要开车。近距离用眼工作的患者，可能暂时影响电脑及手机的使用，请合理安排好自己的时间。

眼睛经常长麦粒肿，该怎么调理一下？

我们所说的"麦粒肿"，其实本质是眼睑睑板腺的感染，通常表现为眼睑局部的红、肿、热、痛，医学疾病名称叫作睑腺炎。对于睑腺炎，我们可以在患眼点用抗生素眼药，同时很重要的一方面，要忌口、清淡饮食以减少油脂的分泌，以及避免在眼周应用厚重的眼霜、化妆品。在急性初期，我们可以对患眼进行冷敷以减少炎症因子的渗出，镇静炎症；当睑腺炎的红肿及疼痛逐渐缓解后，可以改为热敷，以促进局部血液循环，加速炎症的吸收。

反复出现睑腺炎的患者，首先应该回想自己有没有不洁的用眼习惯，比如枕巾、毛巾等床上用品不及时更换、清洗，家中喂养宠物可能携带螨虫等致病体，饮食油腻、油脂分泌旺盛及吸烟、饮酒、熬夜，都会影响睑板腺的功能，使机体易受到病原体的感染。所以，在进行眼部治疗的同时，也要尽量去除生活中可能引起睑腺炎发生的危险因素。另外还有一部分患者，除了眼部的睑腺炎以外，还合并面部的痤疮、脂溢性皮炎、酒渣鼻等，我们建议这类患者在眼科就诊的同时，也进行皮肤科的面诊。因为面部的问题得不到解决，单纯进行眼科治疗，睑腺炎是非常容易复发的，这也是很多患者反复发生睑腺炎的原因。在日常的护理当中，我们也可以多进行眼部的热敷，以软化睑酯，防止堵塞。

医生有话说

眼睛是心灵的窗户，随着人类寿命的延长，高血压、糖尿病等非传染性慢病人群的增加，手机、电脑等电子产品的普及，眼部退行性疾病、其他慢性疾病的眼部表现以及视疲劳综合征患者的数量居高不下，我们在生活中要爱护眼睛，注意用眼卫生，一旦出现眼睛不适，尽快前往眼科门诊就诊。

刘昕

视力模糊

小李是一个刚刚进入职场的新人，每天的工作十分繁忙。小李从小学开始戴眼镜，现在已经是高度近视了。由于工作繁忙，小李几乎没有进行过眼科体检。今天在结束了一天的繁忙工作后，小李的左眼突然出现了眼前的闪光感，闪光感消失后，小李发现左眼的鼻侧出现了一片黑影。

经过诊断，小李很可能是出现了视网膜脱离。如果治疗及时，眼睛的视力可能可以回复一部分，如果错过了治疗的最佳时间，哪怕是手术治疗，可能受损的视力也无法恢复了。

什么是急性视力模糊？

急性与慢性是患者十分好分辨的视力模糊的两个特点，简单来讲，就是区分是突然间出现了视力模糊还是慢慢地出现视力模糊。

可以想象这样一个场景：某患者正在家中看着电视或玩着手机，突然之间出现了视力模糊。患者可能会出现惊慌甚至恐惧的情绪，会不知所措。这种情况应该尽快就近于眼科急诊就诊。实际上这种突然出现的视觉症状也是多种多样的，如复视、色觉的异常、视物变形、视物遮挡、视物不见等。多种多样的症状代表这种突发的视力模糊可能是由多种疾病所导致，可能是视网膜血管疾病，也可能是视网膜脱离，或者是青光眼。但不管是什么疾病，急性的症状往往代表疾病较为严重且紧急。所以及时就诊在很大程度上决定了疾病的预后。

什么是慢性视力模糊？

慢性的视力模糊往往不像急性视力模糊那样突然出现，让人无法忽视。这也意味着很多人可能忽视了这种缓慢进展的视力模糊。最为常见的一种情况就是白内障，在疾病的早中期视力模糊的症状可能并不明显，晶体的浑浊也不是一下子就形成，但当患者注意到症状时可能已经错过了治疗疾病的最佳时机。另一种常见的疾病是青光眼。青光眼分为很多不同的类型，有些类型的早期就是极为隐蔽的，疾病所导致的眼底病变缓慢进行，出现的症状也是一点一点地进展。但青光眼所导致的视野缺损是无法恢复的，也正是因为这一点，青光眼被称为"视力的小偷"。当然在临床中还有很多疾病都会出现这种缓慢的视力模糊的症状。及时发现疾病是尤为重要的，而定期进行眼科相关的体检就可以解决。

医生有话说

视觉是我们日常生活中十分依赖的一种感觉，是我们了解世界、学习生活所必需的。而眼睛正是承担这一感觉的感受器官。其实视力模糊是一个十分常见且宽泛的症状，患者不用纠结于不同的视力模糊如何鉴别或者不同的视力模糊代表着什么疾病，及时就诊才是重中之重。定期进行眼科体检很必要，因为很多时候缓慢进展的症状不一定会被患者注意到，而定期体检就可以很好地解决这个问题。

袁嘉鸿

听力障碍

近期王大爷的听力越来越差，与人交流越来越困难。在家人提示下，来耳鼻喉科就诊。在中国，听力障碍患者达到了 2.5 亿，其中，孩子听力障碍的数目达到了 80 万，并且正在以每年新增 3 万的速度增长。听力障碍不仅是年长者的灾难，还是孩子们的噩梦。爱耳、护耳从细节做起，从传播护耳知识做起。

听力损伤（耳聋）都有哪些常见原因呢？

听力障碍也叫耳聋，耳聋的分类方法很多，依据病变的性质可分为器质性耳聋和功能性耳聋，前者有听觉系统的器质性病变，后者没有；依据病变损害部位可分为传导性耳聋、神经性耳聋和混合性耳聋；依据发病的时间又可分为先天性耳聋和后天性耳聋。依据致病原因又可分为遗传性耳聋和获得性耳聋。

耳聋大致有哪几种情况呢？

耳聋大致有 2 种情况。一种主要是双耳进行性的改变，听力慢慢下降，也叫作器官的退行性改变。这是内耳衰老的一个标志，临床诊断叫老年性耳聋。随着年龄的增长，内耳的毛细胞有一些会出现变性、凋亡，导致细胞的死亡或者数量的减少，到一定程度上，它就会引起耳朵的功能衰退，表现为听力下降。而耳朵如果老化的话，很难再逆转，因为毛细胞跟我们的皮肤细胞是不一样的，皮肤细胞损伤了以后可以重新生长，但毛细胞一经损伤不能再生。

还有一种是突然间听力下降，叫作突发性的感音神经性耳聋，简称突聋。中华医学会认为，72 小时之内突然发生原因不明的感音神经性听力损失，并损失达 20 分贝以上，即可诊断为突发性耳聋。突发性耳聋，除了听力下降以外，还有其他的一些伴随症状。我们可以通过看自己有没有这些症状，来分析自己的情况。常见的伴随状况有耳鸣、耳朵胀、耳朵不舒服、耳朵闷、感到眩晕或是轻度头晕，还有的人会有一些精神焦虑症状等。

医生有话说

　　人的声音沿外耳、中耳、内耳、中枢这条通路进行传导，通路上任何一个环节发生"短路"都会导致耳聋。耳聋大致分为 2 种情况，第一种是听力慢慢下降，也叫器官的退行性改变；第二种是突然间听力下降，也叫突发性的感音神经性耳聋。

严森

耳朵痒

小张最近身体出现了一个尴尬的状况，耳朵总是痒，而且不分时间地点，有时上班开会突然奇痒无比，又有时睡着觉突然痒起来觉也睡不好，最重要的是即使挠啊、掏啊也不管用，越掏越痒。轻的时候感觉会有耳屎掉出来，严重时还会往外流水、结痂、疼痛，这个问题深深困扰着小张，严重影响了他的形象和生活质量。迫不得已，小张来到医院耳鼻喉科："医生，我这个耳朵老有耳屎，隔段时间就要掏掏，不掏难受，痒得很！"

什么是耳屎？

耳屎，医学上称为"耵聍"，又称之为"耳垢"。它是外耳道的耵聍腺体分泌物、外耳道脱落的上皮细胞及进入外耳道的粉尘等吸附在一起形成的。很多来耳鼻喉科的患者都有这样的困扰，要求采耳，当然，采耳店的生意也是十分火爆。

耳朵痒的原因及治疗方法有哪些？

1. 真菌性外耳道炎：发病诱因包括：平时经常用棉签擦拭外耳道；有发病前到非医疗机构或公共洗浴场合洗浴、洗澡、采耳经历；有慢性化脓性中耳炎、鼓膜穿孔（间断性保守治疗，未手术者）；中耳炎手术后。常见症状包括外耳道奇痒、胀痛不适，以及耳鸣、有堵塞感、听力下降等。治疗方面：针对真菌性外耳道炎，目前主要以彻底清理外耳道堵塞物和局部药物治疗为主。真菌团块及分泌物较多时可用 3% 的过氧化氢（双氧水）清洗后局部应用抗真菌药物。严重者要口服或者静脉给予抗真菌药物治疗。

2. 外耳道湿疹：发病诱因可能与变态过敏反应、精神因素、神经功能障碍、内分泌失调、代谢障碍、消化不良等有关。常见症状主要为局部瘙痒、多形性皮疹，易反复发作。发作时两耳内出现难以忍受的奇痒，很是令人懊恼，常常让人坐立不安。很多人用手、用挖耳勺使劲掏啊掏，有时掏出血了仍觉得是隔靴搔痒，痛痒难止。小儿则表现为哭闹不止、睡眠不安、用手抓耳朵等。外耳湿疹为变态过敏反应所致者，找出过敏原并避免接触是最好的方法。可从居住环境、饮食等方面细细寻找，如羽绒衣被，室内、庭院的鲜花，饮食中的鱼虾、辣椒，某些奶粉、奶片等。当然，过敏原有时不易寻找或根本找不到。其次，使用马来酸氯苯那敏（扑尔敏）、氯雷他定（息斯敏）、酮替芬等抗过敏药物可能有效；补充钙剂和维生素 C，亦有降低毛细血管的通透性、减少局部渗液、减轻瘙痒的作用。不仅如此，还可以通过局部清洗止痒，可在患处可用 3% 过氧化氢（双氧水）清洗，用无菌纱布拭干，然后涂搽含有抗生素、肾上腺皮质激素的溶液和软膏剂或糊剂，如氟轻松乳膏、地塞米松乳膏等；用无菌纱布浸过 3% 的硼酸溶液或 5% 的醋酸溶液后在患处湿敷，亦有止痒作用。如果外耳湿疹患者在慢性期，局部干燥，有鳞屑，可用少许医用凡士林或金霉素眼膏等涂搽或取少许麻油涂搽。

3. 全身性疾病：如糖尿病、皮肤干燥、慢性肾病等引起的瘙痒，尤其是尿毒症引起的全身性皮肤瘙痒，通常也会导致耳道奇痒。对此，我们应逐项排除，并对症治疗。

心理作用也会造成习惯性挖耳朵吗？

经常掏耳朵的人，一天不掏人就难受。为什么呢？大脑是有选择性记忆功能的，尤其是掏耳朵带来的那种即时的快感，会让人忍不住去享受。心理上总是觉得耳朵不舒服，不挖挖耳朵觉得浑身不自在。这样也会导致耳部心理源性的"痒感"，陷入了不掏不舒服的心理怪圈。

耳屎是不是掏得越干净越好？

耳屎的存在也是有意义的：黏附保护功能；抵挡异物；杀菌净化；消音隔音。

常掏耳朵会使外耳道皮肤角质层肿胀，阻塞毛囊，有利于细菌生长，导致耳道奇痒、流黄水。外耳道皮肤长期慢性充血，还容易刺激耵聍腺分泌，耳屎反而会更多。此外，常掏耳朵容易刺激皮肤鳞状细胞或基底细胞增殖，诱发外耳道乳头状瘤，同时，还容易将霉菌带进外耳道。当然，耵聍过多会堵塞外耳道，影响听力，有时还会刺激外耳道，使耳道发痒。

医生有话说

在日常生活中，一些不正确的生活方式可能引起耳道疾病发生，因此加强预防极为关键。首先减少不必要的挖耳对耳道的损伤，禁用不洁净的工具挖耳，保持外耳道清洁干燥；同时积极治疗外中耳慢性炎症，如慢性化脓性中耳炎、外耳道湿疹等；少吃辛辣刺激的食物，作息规律，养成良好的生活习惯；如出现耳部不适，应及时就诊明确病因，勿自行用药，以免症状加重，延误治疗。

李征玥

鼻出血

在门诊，我们曾经遇到过一名 3 岁小男孩，因为鼻出血，仰起头来止血，导致血液流到了嗓子，形成了凝血块，堵住了气道，送到医院的时候，整个脸已经发青，最后，孩子没能抢救回来！几乎所有人在日常生活中都会遇见鼻出血的情况，那为什么会鼻出血呢？发生了鼻出血应该怎么办呢？可能很多人不是特别清楚。

鼻出血的原因有哪些？

鼻出血的原因复杂，大致可分为以下两类。

1. 局部原因：以挖鼻孔最为常见，因为从解剖上来说，由于鼻中隔前下部的易出血区（Little 区）血管丰富且表浅，其表面黏膜薄。外部环境干燥时，鼻腔黏膜多有干痂，挖鼻、擤鼻等操作均容易引起鼻出血。除此之外，常见的原因还有炎症（如鼻炎、鼻窦炎）、结构（鼻中隔偏曲等）、异物（儿童常见）、肿瘤等。

2. 全身因素包括高血压、白血病、血友病、肝衰竭等。

鼻出血的表现有哪些？

由于鼻出血的原因不同，其表现也大不相同。

局部疾病引起的鼻出血多为单侧出血，而全身疾病引起者，可能两侧鼻腔内交替或同时出血。出血量多少不一，有时甚至可见喷射性或搏动性小动脉出血。儿童、少年、青年鼻出血多发生于鼻中隔易出血区；中老年人的鼻出血常与高血压和动脉硬化有关，多为鼻腔后部出血。鼻腔后部出血查体往往无法明确看到出血点，就需要通过鼻内镜或手术探查明确出血点。

发生了鼻出血应该怎么办呢？

1. 错误做法：①将纸巾塞入鼻腔——纸巾不卫生，且会加重鼻腔黏膜糜烂。②鼻出血时头后仰——血液流入气管，引起肺炎；流入食管，引起呕血。

2. 正确做法：①保持镇静，少量出血可以通过指压法，具体做法是用手指捏紧双侧鼻翼或将出血侧鼻翼压向鼻中隔 10 ~ 15 分钟，并用冷毛巾敷前额或者颈部，视情况去医院进行后续诊治。②鲜血连续流下，按压无法止血，甚至口鼻有大量鲜血涌出的，尤其是老年人，应立即就近就诊。③反复回吸涕中带血，也需要引起足够的重视，以免是由肿瘤所导致。

鼻出血的治疗又是怎么样的呢？

填塞法是最常用的鼻腔止血方法，尤其适用于活动性出血、出血较剧烈的患者，但填塞法多会引起不适感。鼻内镜下止血术损伤小、痛苦小，直视下可以明确鼻腔各部位的活动性止血，目前在临床得到广泛应用。除此之外，还有烧灼法、血管结扎法、血管栓塞法、应用止血剂、局部注射硬化剂等治疗方法。

医生有话说

大家在日常生活中可以通过多饮水预防鼻出血，保持鼻腔湿润，避免用力擤鼻或挖鼻，可以适当应用海盐水清洗鼻腔，预防感冒，控制鼻炎，增强个人抵抗力。如果鼻出血无法通过自行指压法自止，需及时就医。

高培

咽痛

王大爷长期经受咽痛的困扰，感觉嗓子里总有什么东西吐不出来也咽不下去，对吃饭、睡觉都有影响。相信很多人都体会过咽痛的感受，吃饭、说话都受到影响，甚至静息状态下也能感觉到咽部像是被砂纸磨过般灼痛。今天我们就来聊一聊令人烦恼的咽痛问题。

咽痛都是怎么引起的呢？

1. 细菌、病毒感染：细菌、病毒感染导致的咽喉炎是迄今为止导致喉咙痛最常见的原因，尤其是在儿童中，常由链球菌引起链球菌性咽喉炎。

2. 扁桃体炎：扁桃体炎通常由病毒或细菌感染引起。除了扁桃体发红、肿胀外，扁桃体炎的其他症状还包括扁桃体上有白色或黄色斑块、发热、声音变化、口臭和吞咽时疼痛。

3. 过敏：当你的身体对某些外来入侵者（如灰尘、花粉、宠物皮屑或霉菌）产生异常反应时，就会发生过敏反应，从而引发一系列症状，包括流鼻涕或鼻塞、打喷嚏、瘙痒，有时还有喉咙痛。

4. 空气干燥：湿度和温度都会影响喉咙的黏膜。干燥、冷热交替会引起咽部不适。

5. 肌肉拉伤：大喊大叫肯定会伤到喉咙，同样经常说话也会伤到喉咙。

感染性的咽炎就是细菌感染吗？

其实目前各大研究的数据都显示，病毒才是感染性咽炎里很常见的原因。病毒和细菌都是"敌人"，可是他们的结构截然不同，也就是分属两个完全不同的阵营。抗生素用于治疗细菌感染，它对病毒的特殊结构不会发生作用，所以病毒在抗生素面前会"顽强"及"无动于衷"。

通过检查，能判断是细菌还是病毒引起的咽炎吗？

就诊的时候，医生会先询问一些相关症状，然后进行相应的身体检查，最后根据病情需要酌情考虑是否从咽部取样本或采血化验。

目前，还没有任何一个症状或者体征可以直接帮助我们区分病毒和细菌感染，所以医生的综合判断尤为重要。

医生有话说

其实不是所有的咽痛、咽炎都需要抗生素。不规律使用抗生素或者滥用抗生素都不推荐。我们要记得足量饮水，注意休息，以此充分鼓励我们的身体发挥抵御病原的功能。如果咽痛症状持续超过一周或出现了颈部淋巴结肿痛、皮疹、高热、咽喉部发现可疑脓点等，或者在病情的发展过程中感觉不适的任何时候，请及时就诊，与医生充分沟通顾虑，希望大家都能保持健康！

陈平

声音嘶哑

最近，王老师遇上了一件烦心事——嗓子哑了。王老师是一所高中的数学特级教师，同时还兼任高三班主任，深受同学和家长的喜爱。但是在高三的关键时刻，王老师却突然嗓子哑了，起初只是说话多了之后嘶哑，王老师没在意，但是半年之后情况却越来越严重了，最近几乎说不出话来了，于是，王老师决定要去医院的耳鼻喉科看病。

为什么会声音嘶哑？

我们的喉咙既是发声器官，又是呼吸道的门户，肩负着发声、呼吸、保护和吞咽等重要任务。在喉咙的各个部位当中，与声音关系最密切的就是声带了，当我们不说话时，双侧声带就会向外展开，形成一个三角形的裂隙，这样就可以呼吸了。而当我们发音时，双侧声带向内靠拢，下部的气流冲击声带，引起声带振动，再经过咽腔、口腔、鼻腔等，形成了我们日常交流的语言。当我们的喉部出现病变时，则会出现声音嘶哑。

声音嘶哑需要做哪些检查？

王老师来到医院后，医生首先详细询问了王老师声音嘶哑的持续时间、从事的职业、有没有伴随其他的症状等。问诊完成后，医生给王老师开具了喉镜检查单。

在看病过程中，询问病史是很重要的一部分，如果是感冒之后的声音嘶哑，嘶哑的时间在2周以内，大多是急性喉炎所导致；像王老师这样平时说话多、声音大、时间长，嘶哑的时间持续2周以上，很有可能是声带小结或者声带息肉，最常见于老师、歌者、话务员等一些嗓音相关工作人员；如果是有抽烟、喝酒、胃食管反流史的人，就要警惕声带白斑的发生了；如果出现了痰中带血、呼吸不畅且逐渐加重，那就需要小心喉部肿瘤的可能。

依据不同的病史、不同的症状，医生会给患者开具相应的检查，比如喉镜检查、喉部 CT、磁共振检查等。

耳鼻喉科医生的神器——喉镜：因为咽喉部位置较深，而且结构复杂，不能直接窥视，进行咽喉部的检查往往需要借助喉镜。

喉镜检查是咽喉部疾病的基本检查，相比于传统的纤维喉镜、电子喉镜，频闪喉镜除了能够观察到鼻咽、口咽、喉咽及喉的结构及其变化外，还能观察到声带振动的方式、基频、振动幅度、黏膜波特点及振动对称性、周期性、闭合性特点等，从而更准确地评估声带病变。

然而，面对医生开具的检查单，王老师有着隐隐的担心：喉镜可怕吗？需要做哪些准备呢？

进行喉镜检查前应该注意些什么呢？

1. 检查前不要过饥或过饱，避免大量饮水。

2. 近期未控制的严重恶性疾病，或者哮喘、严重高血压等，请告知医生。

3. 检查时尽量放松，用鼻吸气、口呼气，一定不要紧张，恶心的时候做深吸气。

4. 喉镜检查时间短，大部分受检者是不需要表面麻醉的，一部分人咽喉部比较敏感，咽反射较重，可予以表面麻醉。表面麻醉后的患者，检查后的半小时内不要吃饭、饮水，避免呛咳。

声音嘶哑怎么治疗呢？

在检查完之后，医生给王老师诊断为"声带息肉"，开具了口服药物，并进行雾化治疗，并且嘱咐王老师不要说太多话，1 个月后复查，依据复查情况决定是否需要手术治疗。

声音嘶哑依据不同的病因有不同的治疗手段，包括口服药物治疗、雾化治疗、手术治疗或其他外科治疗等。

医生有话说

平时在生活中我们可以多饮水，保持咽喉湿润，避免长期、大量饮酒或咖啡、浓茶，戒烟，避免过度说话，大声叫喊，使用正确的说话方式，锻炼身体，预防感冒，保证充足的睡眠休息。如果出现声音嘶哑，请及时就医。

陆洁宇

牙痛

王先生白天上班时觉得左边牙齿隐隐作痛，到了晚上睡觉时觉得左侧牙开始剧烈疼痛，甚至左半边脸都疼了起来，这种疼痛导致王先生寝食难安，顾不得许多，王先生马上就想去医院看看自己的牙齿怎么回事。

牙痛可能是由什么原因造成的？

造成牙痛的原因有很多，下面我们来介绍一下最常见的几种相关疾病。

1. 龋病：俗称"虫牙"，我们最初照镜子时可能发现牙上有黑线、缺损，吃饭的时候感觉塞牙，随着龋洞的加深会感到进食冷热、酸甜食物时敏感，但是不受外界刺激的时候一般不痛。

2. 牙髓病：龋病发展到一定程度，细菌感染到了牙髓，或者由于创伤等原因导致牙髓发生炎症。牙髓病初期我们可能会在遇冷刺激时感到疼痛；呈放射性，进一步发展会出现自发疼痛，晚上疼得比白天更加厉害，但是患者自己不能准确定位疼痛牙的位置；随着感染进一步发展，牙髓开始坏死，我们可能会在咀嚼时感到疼痛，吃热的食物时疼痛剧烈，遇冷刺激反而好转。

3. 根尖周病：牙髓病如果没有及时治疗，进一步发展会引起根尖周组织病变。此时患牙主要会感到咬合痛，患者能够指明患牙。根尖周病初期患牙可能会有浮出发胀感，病变继续发展时会出现自发性的持续性钝痛，咬合时加重，当出现化脓性炎症时会感到自发性剧烈的跳痛，发展到后期根尖处会出现脓包，脓包破溃后疼痛好转。

4. 牙周病：由细菌、创伤等原因导致牙周组织损伤时可能会出现牙龈肿痛、牙齿松动、咬合时疼痛；牙周疾病导致牙龈萎缩、牙根暴露后也容易对冷热刺激敏感。

5. 智齿冠周炎：智齿（第三磨牙）萌出不全或阻生时智齿周围软组织容易出现炎症，初期可能会感到后牙区胀痛不适，咀嚼、吞咽时疼痛加重，随着炎症发展可能会感到局部自发性跳痛，张口受限。

牙痛的时候应该挂什么科室？

牙痛一般都是在口腔科就诊，通常综合医院口腔科都设有普通门诊，专科医院设有急诊科或综合科，患者可以先挂口腔科普通门诊，由医生判断疼痛原因后进行治疗。如果病情复杂需进一步专科治疗再挂相关口腔专科就诊。

口腔科有很多专科，我分不清挂什么专科怎么办？

以下几个口腔专科是牙痛时经常涉及的科室。

1. 牙体牙髓科：主要治疗龋病或牙髓炎、根尖周炎等疾病。需要进行"补牙"或者"杀神经"（根管治疗）等治疗的患者可以挂这个科室。

2. 牙周科：主要治疗牙周组织相关疾病。有牙龈出血及牙齿肿痛、松动等症状，需要"洗牙"的患者可以挂这个科室。

3. 口腔颌面外科：主要进行拔牙、口腔外科手术。如果患牙不能保留，或者需要拔除智齿的患者可以挂这个科室。

去了医院怎么向医生描述自己的牙痛症状？

1. 疼痛的位置：能不能确定是哪颗牙痛，如果不能准确定位的话，能不能指出是左侧还是右侧疼痛，上面还是下面疼痛，脸部有没有放射痛。

2. 疼痛的性质：是遇到冷热、酸甜刺激时疼痛，塞牙后疼痛，还是没有外界刺激就有的自发疼痛、咬合后疼痛。

3. 疼痛的时间：从什么时候开始疼痛，是一直痛还是一阵一阵疼痛，是白天还是晚上疼得厉害。

4. 疼痛的程度：是隐隐作痛还是剧烈疼痛？

5. 疼痛的诱发、缓解因素：什么情况下可以引起、缓解疼痛，自己有没有吃过什么药物。

牙痛只与牙齿有关吗？

心脏病发作时、患上颌窦炎时、某些神经疾病发作时也可能会有牙痛的症状，如果我们在口腔内没有找到牙痛的病因，也要警惕其他疾病。尤其出现以下的特点，更要注意除外心脏病的可能。

患者具有动脉粥样硬化的高危因素，如高血压、糖尿病、吸烟、既往有冠状动脉硬化性心脏病等。

牙痛与咬合、叩击无关，与体力活动或情绪激动有关。

牙痛症状不典型，仅局限于左侧下颌，并不累及上牙和右侧。

医生有话说

牙痛是一种很多人都经历过的疼痛，它往往提示我们牙齿或者牙周组织出现了问题。当牙痛刚刚发生时我们一定要引起足够的重视，不能在疼痛缓解后就不予理会，首先我们应该及时到医院就诊，第一时间找出疼痛原因，尽早进行对症治疗。

林颖洁

脖子上的包块

公司小美最近经常熬夜加班，突然发现脖子侧面有个包，一摸有点痛，连忙来医院就诊：是不是得肿瘤了？和前一段时间体检发现甲状腺有个结节是不是一回事？

淋巴结肿大与甲状腺结节有什么区别？

脖子上的包通常是淋巴结肿大或甲状腺结节，虽然包块都在脖子，但其实很好区别，一般甲状腺结节的位置在颈部前方，淋巴结肿大则出现在脖子两侧。通常只需要一个简单的超声检查，就能识别它是什么。如果发现有问题，需要排除恶性疾病，根据医生的建议可能会做血常规、彩超、CT 等相关检查，有些怀疑恶性肿瘤导致的结节，还要做病理活检。

发现淋巴结肿大都不用管吗？

虽然不管是成年人还是小孩，摸到淋巴结都是一种常见的现象，可以不用太过紧张，但如果确定是淋巴结肿大，那就要上心了，多数的淋巴结肿大都是由炎症引起的，炎症消了它自然也消了，但也有少部分跟结核、肿瘤有关，不仅要管，还要早点管才行。所以，对于突然摸到的淋巴结，还是应该及时到医院就诊。

什么情况会出现淋巴结肿大呢？

颈部淋巴结肿大多由炎症引起，只有少部分与肿瘤相关。那么，哪些疾病可以引起淋巴结肿大呢？

1. 常见的：炎症。当细菌、病毒等入侵身体，淋巴结就会奋起抵抗它们，而在这个过程中，自身组织会发生非特异性炎症，就是淋巴结炎。治疗起来很简单，只要炎症消退了，肿起来的淋巴结自然就会消失。但是，头颈部、口腔等慢性感染是会引起慢性淋巴结炎的，多数在下巴附近，有些按着可能还有点痛。慢性反应性增生的肿大淋巴结一般不需要治疗，但如果反复发作，就需要去找医生寻找原因了。

2. 少见的：肿瘤。其中常见的是急性淋巴瘤，听说过这个病的人对此都很害怕。因为淋巴结遍布全身各处，所以一旦患上淋巴瘤，除了可以引起颈部的变化外，身体其他部位的淋巴结都可以肿大。

还有一种就是转移性恶性肿瘤。身体各个地方的转移性肿瘤都可能会引起淋巴结肿大。常见的转移性恶性肿瘤有鼻咽癌、喉癌、食管癌等。由于近几年甲状腺疾病的发病率增高，甲状腺癌导致的颈部淋巴结转移也比较常见。

发现淋巴结肿大，要不要先吃点抗生素处理一下？

只有细菌感染的急性炎症才可能有效，所以乱吃抗生素没有用。更关键的是，不仅没有用，还可能造成药物过敏、药物滥用，甚至掩盖病情、耽误治疗。

听说按着会痛的肿大淋巴结多半是恶性的？

按了痛不痛，不是判断淋巴结肿大性质好坏的决定因素。只是相对来说，急性炎症引起的淋巴结肿大长得比较快，所以容易疼痛。但是慢性炎症、肿瘤转移相对长得慢就不怎么痛。不能靠痛不痛就自己去判断该不该看医生。

每天洗脸时按摩淋巴结，可以提高免疫力和抗衰老吗？

毫无根据。淋巴结大多数都藏得深，必须要通过 CT、彩超才看得到。即使是浅表的淋巴结，普通人也不清楚淋巴结分布在哪儿；哪怕是运气好找准了淋巴结，促进了淋巴液的循环，用处也小得可怜。而且如果给已经肿大的淋巴结按摩，还可能加重病情。

医生有话说

　　脖子上的包块比较常见的是肿大淋巴结或者是甲状腺结节，其中肿大淋巴更常见。每个人脖子上都有很多淋巴结，当脖子周围出现细菌感染、病毒感染、过敏等情况时，脖子上的淋巴结可能就会出现肿大。如果脖子上的包块较大、疼痛或者持续存在不缓解，就需要积极就诊于普通外科或者甲状腺外科。医生会根据病情选择手检，或者颈部超声、CT 等检查协助明确诊断，并给出治疗建议。

李伟

呼吸困难

最近一周，楼下的王阿姨总感觉气不够用，吸不上气，需要大口喘几下才能好转并且一活动就气喘嘘嘘的，满头大汗。她认为自己平时身体还不错，跳舞、唱歌都没有问题，为啥最近好好的就出现这种症状，心里就开始琢磨了。

什么是呼吸困难？

呼吸困难是指主观感到吸气不足、呼吸费力，客观上表现为呼吸运动用力，严重时可出现张口呼吸、鼻翼翕动，甚至发绀，存在呼吸频率、幅度和节律的改变。

哪些疾病会引起呼吸困难？

临床上引起呼吸困难的原因主要为呼吸系统疾病和循环系统疾病。

1. 呼吸系统疾病：①气道阻塞：如过敏所致喉头水肿，进食所致异物窒息以及慢性阻塞性肺疾病等。②肺部疾病：肺炎、肺结核、肺水肿等。③胸壁、胸廓、胸膜腔疾病：如胸部外伤、严重胸廓畸形、气胸等。④膈肌运动障碍：大量腹水、胃扩张、腹腔巨大肿瘤和妊娠末期等。⑤神经肌肉疾病：如重症肌无力影响呼吸肌肉等。

2. 循环系统疾病：各种原因引起的左心和右心衰竭、肺栓塞、心包压塞和肺动脉高压。

呼吸困难分为几种类型？

根据临床表现特点，呼吸困难分为以下类型。

1. 肺源性呼吸困难：可表现为吸气和 / 或呼气明显费力，伴有呼吸频率增快、深度变浅。

2. 心源性呼吸困难：左心衰竭引起的呼吸困难，患者常常半坐位或端坐位呼吸，咳粉红色泡沫痰；右心衰竭引起的呼吸困难，主要表现为下肢水肿、食欲减退等。

3. 中毒性呼吸困难：主要表现呼吸深长而规则，伴有鼾音。常见吗啡类、有机磷杀虫药物以及一氧化碳等化学类毒物中毒引起。

4. 神经性呼吸困难：表现为呼吸频率快，深度浅，严重可出现意识障碍。

5. 血源性呼吸衰竭：表现为呼吸浅，伴有心率快。常见于重度贫血或者失血性休克。

如果出现呼吸困难，应该去哪个科室就诊？

1. 如果有过气胸病史或者瘦、高体型的青年人，突发呼吸困难，大部分患者伴有胸痛，应及时就诊胸外科了解有无气胸这一疾病的发生。

2. 如果明确受过外伤，出现呼吸困难症状，伴明显胸痛，首先考虑有没有肋骨骨折引起的呼吸困难等，需及时就诊胸外科或急诊科。

3. 如果既往慢性阻塞性肺疾病，呼吸困难症状逐渐加重，伴有喘憋，可选择呼吸内科就诊。

4. 如果呼吸困难出现同时伴有咳嗽咳痰：粉色泡沫痰或者无法平卧，伴下肢水肿等，及时就诊心内科，鉴别有无心脏疾病引起的呼吸困难。

5. 如果既往肺的恶性肿瘤，这次出现呼吸困难，症状逐渐加重，第一时间需要就诊肿瘤内科或胸外科进行鉴别诊断。

医生有话说

引起呼吸困难的疾病可涉及不同科室。呼吸困难为一种症状，需要专业医生辨别其原因，才能对症治疗。因此我们建议，当您或者身边家人及朋友出现类似情况时，请及时就诊，以免延误病情，医生依据临床表现，找出病因，对症下药。

王帅

咳嗽、咳痰、咯血

赵大爷在吃饭时，不小心有饭粒呛到了气管里，他立刻不停地咳嗽，直到把饭粒咳出来，才感到舒服。周奶奶闻到了刺激性的气味，禁不住咳嗽起来，她赶紧离开这个场所，才慢慢缓过来。王叔叔昨天打球受了凉，今天开始咳嗽起来。虽然他们都咳嗽，但是咳嗽的原因各不相同。

我们为什么会咳嗽？

简单来说，咳嗽是呼吸道保护自己的一种生理现象，属于正常的生理反射。比如，有异物掉进了气管，这时呼吸道会感知到这个异物的存在，立即通过传入神经把情况送到大脑的"咳嗽中枢"。咳嗽中枢通过反馈，把咳嗽信号传导到呼吸道，立即引起咳嗽，把异物咳出去，防止异物进到肺里。娇嫩的呼吸道容不得半点异物，所以稍微呛到一点水都会咳得很厉害。再比如，当我们闻到具有强烈刺激性气味时，也会咳嗽，这样就能阻止有害气体进入身体。这些都是身体的自我保护机制。

有生理那必然就有病理。咳嗽是呼吸系统疾病的主要症状之一。常见病如气管炎、支气管炎、百日咳、肺结核等。这里需要提醒大家注意，咳嗽虽然是人体正常的保护机制，但是长期咳嗽又会降低呼吸道抗疾病的能力，损害肺脏的功能，从而导致疾病慢性化，甚至引起其他疾病。

咳痰是怎么回事？

咳痰先决条件就是有痰。所谓的痰，就是呼吸道的分泌物。分泌物多数可能是由感染引起。感染也分很多，比如呼吸道病原体就有病毒、细菌、真菌或者衣原体、支原体等。如果是病毒引起的感染，痰基本上比较少，可能会有少许的泡沫痰。而细菌感染一般可以出现黄脓痰，脓痰的主要成分实际上是破碎的细胞成分，"机体卫士"中性粒细胞在吞噬病菌之后，可能会与病菌"同归于尽"，导致细胞分解破裂。支原体和衣原体感染，痰可能不太多，干咳比较剧烈，基本上是呼吸道的分泌物刺激到气道或者肺部分布的神经所导致。当呼吸道有过多的分泌物时，会刺激迷走神经，传递到大脑的咳嗽中枢，引起咳嗽反射。通过咳嗽，把痰咳出体外。

咳嗽、咳痰的原因有哪些?

1. 感染因素：气管或者是肺部出现细菌或病毒感染的炎症，会诱发咳嗽、咳痰。

2. 职业暴露：接触粉尘或者化工类的物品，甚至有的人接触花粉，或者是冷空气都会出现咳嗽。

3. 吸烟因素：长期大量吸烟的人也常常会出现咳嗽、咳痰的症状。

4. 药物因素：某些降压药物也会诱发咳嗽、咳痰。

5. 心脏疾病：如心力衰竭导致的肺水肿，可以引发咳嗽、咳痰。

出现咳嗽、咳痰时，建议到呼吸科就诊，完善胸片或者胸部 CT、血常规等相应的检查，来明确咳嗽、咳痰的病因。明确诊断才能对症下药，不建议自行口服抗生素或者止咳药物。

什么是咯血?

咯血是指喉部以下的呼吸道任何部位的出血，经口腔咯出。少量咯血仅表现为痰中带血。大咯血时血液经口鼻涌出，存在窒息风险或因严重出血造成血流动力学不稳定。

大咯血通常指一次咯血量大于 100 mL 或 24 小时超过 500 mL；中量咯血 24 小时咯血量为 100 ~ 200 mL；小量咯血 24 小时咯血量在 100 mL 以内。

哪些疾病可以引起咯血?

很多系统的疾病都能引起咯血，如呼吸系统、心血管系统、血液系统、传染病和寄生虫病等。常见的是呼吸系统疾病，比如支气管炎、支气管扩张、支气管异物、气道损伤、肺结核、肺脓肿、肺癌、肺部血管畸形或血管瘤等疾病。

咯血如何与呕血进行鉴别?

咯血多伴有咳嗽等症状,血液随咳嗽而出,血色呈鲜红色,可夹杂有痰液或泡沫,咯血前常伴有咽部不适感,患者多有呼吸系统或心脏疾病病史。呕血多伴有胃部不适,如恶心、反酸、胃灼热等症状,血液随呕吐而出,血色呈暗红色或咖啡色,不含泡沫,常混有食物残渣,患者多有消化道溃疡、肝硬化、食管静脉曲张等病史。

咯血后该怎么办?

当出现咯血先兆即胸闷、气急、咽痒、咳嗽、心窝部灼热、口感甜或咸等症状时,要保持冷静,轻轻将血咯出,不要屏气。千万不要觉得血咯出来可惜了,又要吃好多好多的鸡蛋才能补上,实际上已流到气道的血是废血,不能再被机体吸收。如果不能顺利排出,此时血堵在气管里,空气进不去,二氧化碳出不来,就会发生窒息,危害到生命。

医生有话说

1.咯血时应该尽量头在低处,便于气道里的血液流出来。

2.如果知道病变的部位在哪一侧,还可直接取患病侧的卧位,不仅利于健侧肺通气和换气,还可以压迫患侧肺起到止血的作用。

3.最后提醒大家,咯血属于内脏出血,一旦出现,不管咯血量有多少,都需要来医院就诊,切莫大意,以防贻误病情。

颜卫峰　李世刚

扫一扫观看视频
《咯血患者应采取什么样的卧位?》

胸痛

老李，平时身体一直不错，偶尔抽烟喝酒，近 1 个月来每次爬楼梯或稍微活动后出现胸部不适，休息几分钟后好转，由于胸痛症状一直反反复复，老李想去医院看看身体出了什么问题。

胸痛可能是由什么原因造成的？

多种疾病都可以导致胸痛，下列是最常见的几种相关疾病。

1. 心脏疾病：心脏疾病是导致胸痛的最常见原因，包括冠状动脉疾病、如心肌梗死、心绞痛等。这些疾病会严重影响心脏的功能，导致心脏供血不足，引起不同程度的胸痛。

2. 肺部问题：肺部问题也可能导致胸痛，包括肺栓塞、肺炎、胸膜炎、气胸等。肺部感染也可能导致胸痛，并可能伴随呼吸困难、咳嗽、咳痰等症状。

3. 消化系统问题：一些消化系统的问题也可以导致胸痛，其中包括胃食管反流、食管痉挛、胆囊炎等。由于消化液的刺激或放射痛，引起不同程度的胸痛，并可能与饮食、体位相关。

4. 肌肉骨骼问题：肋骨骨折、胸椎病等肌肉骨骼系统的问题也可能会引起胸痛。这些疼痛通常会影响胸部骨骼和肌肉运动，并可能与运动、体位等有关。

5. 焦虑或压力：一些神经官能性疾病也可以导致胸痛，例如焦虑或压力大会导致胸痛，惊恐障碍、抑郁症也可能导致不同程度的躯体疼痛。由于人的情绪和心理状态的影响，身体也会感觉到不适，有时会以胸痛的形式表现出来。

除了上述常见原因，还有一些罕见但危险的原因，例如主动脉夹层、心包炎等。这些疾病通常需要紧急去急诊就医。

胸痛的时候应该挂什么科室？

一般来说，胸痛患者首先推荐挂急诊科。如果症状比较明显且病情较为紧急，会在急诊进行紧急处理，包括病史采集、生命体征监测、心电图、血液检查等相关检查。推荐优先去有胸痛中心资质的医院，这些医院的医生经验更为丰富，能更加快速和准确地诊断和治疗。

通常情况下，胸痛需要先由急诊科或内科医生进行初步评估，然后根据情况可能需要进行进一步的检查或转诊到相应的专科。具体选择哪个科室需要根据患者症状和医院的科室设定进行决定。在病情尚不明确时，医生可能会选择更加综合的科室对患者进行相对全面的评估。

到医院该怎么向医生描述自己的胸痛症状？

当您来到医院时，应该尽可能详细地描述自己的胸痛症状，包括以下方面。

1. 疼痛性质：需要描述您感受到的具体疼痛的性质，包括钝痛、剧痛、刺痛、灼热感等。

2. 疼痛的部位：描述感到疼痛的确切位置，疼痛的部位可以是胸骨后面、胸腔两侧、背部等。

3. 疼痛的强度：由于每个人对疼痛的耐受程度不一致，您可以使用 0 ~ 10 的疼痛评分标准来描述疼痛的强度，0 表示无疼痛，10 表示极度疼痛。

4. 疼痛的发作规律：您需要告诉医生胸痛的发作规律，如是否持续、是否在活动时加重、是否随呼吸改变、是否伴有其他症状等。

5. 伴随症状：是否有其他伴随症状对疾病的诊断也很重要，如呼吸困难、咳嗽、恶心、呕吐、头晕等。

6. 个人病史：您需要告诉医生您是否有过心脏病、高血压、高脂血症等疾病史，是否有吸烟、饮酒等不良习惯。

出现胸痛应该怎么做？

1. 立即就医：如果出现胸痛，应立即拨打急救电话或前往最近的医院寻求帮助。胸痛可能是心脏病等严重疾病的症状，如果不及时治疗，可能会导致严重后果。

2. 保持安静：您在等待救援或前往医院的途中，应尽量保持安静。不要进行剧烈的运动或活动，也不要吸烟或喝饮料。

3. 服用药物：如果您已经确诊心脏疾病，并遵医嘱长期服药，也可以在医生的指导下服用药物，包括硝酸甘油、阿司匹林等。

医生有话说

如果出现胸痛，一定要引起重视，关注患者血压和心率情况，及时就医，找对科室，避免耽误病情。

罗志峰

排尿异常

张老爷子今年 80 岁，最近开始出现排尿费力、尿频、夜尿次数增多，每天夜晚起来 2 ~ 3 次，且逐渐出现排尿等待、排尿无力，还经常尿湿裤子和鞋子，这让张老爷子很是苦恼。不过，张老爷子一直也没把这当回事儿，认为"人老了都这样"。直到听了社区王医生的解释，张老爷子才明白原来自己的排尿出现了异常。

什么是"排尿异常"？

排尿异常又称"尿流异常"，是指由于泌尿系炎症、梗阻、排尿功能障碍所致的排尿次数增多、排尿方式改变、排尿感觉异常等。临床上主要表现为膀胱刺激症状（尿频、尿急、尿痛）、尿路梗阻症状（包括排尿困难、尿流中断、尿潴留等）、尿失禁、漏尿及遗尿，此外，还可表现为尿液颜色及尿量的异常。

引起"排尿异常"的泌尿系统疾病有哪些？

1. 泌尿系感染：由各种细菌、病毒、支原体、衣原体在泌尿系统异常繁殖所致的尿路急性或慢性炎症，一般都会表现为尿频、尿急、尿痛等症状，严重者可有发热、寒战等全身症状。

2. 尿路梗阻：尿路梗阻是指尿路的结构或功能发生改变，妨碍了正常排尿功能而引起的一类疾病，最常见为尿路结石、前列腺增生等。尿路结石临床上主要表现为患侧剧烈腰痛，可伴血尿。前列腺增生主要发生于老年男性，临床上主要表现为排尿费力、尿频、夜尿次数增多等。泌尿系肿瘤：发生于泌尿系统任意部位的肿瘤，包括肾、肾盂、输尿管、膀胱、尿道肿瘤，临床上可表现为血尿、膀胱刺激症状等。

什么是血尿？

血尿是指尿中含有过多的红细胞。离心尿液每高倍视野（×400）中红细胞计数大于 3 个时称为镜下血尿，而每 1000 mL 尿中含有 1 mL 以上血液时称为肉眼血尿。

为什么会有血尿？

血尿是泌尿系统疾病重要的症状之一，往往是疾病的一个危险信号。肉眼血尿伴排尿疼痛大多与泌尿系结石或膀胱炎有关；而无痛性肉眼血尿，则需到医院检查，以除外泌尿系肿瘤。镜下血尿主要为泌尿系炎症所致，恶性者占 3.6%。

"排尿异常"需要做哪些检查？

1. 尿常规：检验有大量白细胞，多提示泌尿系感染；如大量红细胞等，则提示可能为结石引起的排尿异常；如大量蛋白尿，需排除肾损伤甚至肾衰竭的可能；如尿糖阳性，则提示有糖尿病的可能；如尿比重降低等，提示可能为尿崩症引起的排尿异常。

2. 泌尿系超声：彩超操作简单、快捷、经济，能早期发现肾脏、输尿管及膀胱的结石，以及有无肿瘤，还可排除其他相关疾病。

3. 泌尿系平扫 CT：泌尿系平扫 CT 有助于发现泌尿系的外伤、结核、结节、肿瘤等，可以明确病变的具体位置和性质，了解病变范围，为后续治疗提供较大的价值。

4. 膀胱镜检查：通过内镜检查可直接早期发现结石、肿瘤、梗阻、损伤等病变，及时发现病因，必要时可取活检明确病变性质。

如何治疗"排尿异常"？

针对不同病因，排尿异常的治疗方法、原则不尽相同。

泌尿系感染引起的排尿异常：主要是注意休息，多饮水，以及足量、足疗程地应用对致病菌敏感的抗生素进行抗感染治疗。

泌尿系统梗阻引起的排尿异常：应根据梗阻的原因和程度综合考虑，总的原则是首先要尽快解除梗阻，其次是预防控制感染和保护肾功能，梗阻解除后，根据梗阻原因再决定最终治疗方案。

泌尿系统肿瘤引起的排尿异常：主要采取手术治疗。

医生有话说

排尿是人体的一种正常生理行为，正常的排尿与生活的"方便"休戚相关；同时，排尿的正常对人体的健康也有着一定的预示作用。因此，当排尿出现异常时，一定要及时就医，找到引起排尿异常的原因，让我们"方便"、健康地生活。

陈志刚

腹痛

夏日的晚上，小王下班之后和同事们一起聚餐，喝酒撸串，好不痛快。突然他的肚子剧烈疼痛起来，脸色煞白，大汗淋漓，不能忍受，同事们见状不对，及时将他送去医院。生活中大家多少都遇到过腹痛，有时候一会儿就好了，有时候疼痛持续存在甚至加重，这时大家才会去医院就诊。因为腹部的器官非常多，引起腹痛的原因非常复杂，严重时甚至会有生命危险，所以腹痛不容小觑。下面我们就一起聊聊腹痛那些事儿。

什么是腹痛？

腹痛也就是老百姓口中所说的"肚子疼"，是我们生活中非常常见的症状。腹痛大部分是由腹腔内组织或器官受到某种刺激或损伤引起，一些胸部疾病及全身性疾病也可以引起腹痛。通常我们根据腹痛的起病缓急、病程长短分为急性腹痛和慢性腹痛。

急性腹痛起病急，疼痛较重，疾病变化快，提示体内出现严重问题，需及时去医院急诊就诊，以免出现严重后果。慢性腹痛是指腹痛时间超过 3 个月，疼痛可以持续存在，亦可间断出现、反复发作，多与慢性疾病相关，需去医院门诊就诊明确腹痛原因。

急性腹痛是什么原因引起的呢？

1.腹腔器官急性炎症：急性胃炎、急性肠炎、急性胰腺炎、急性胆囊炎、急性阑尾炎等。

2.空腔器官阻塞或扩张：肠梗阻、肠套叠、胆道结石、泌尿系统结石等。

3.脏器扭转或破裂：肠扭转、绞窄性肠梗阻、胃肠道穿孔、肝破裂、脾破裂等。

4.腹膜炎症：多由胃肠道穿孔引起，少部分为自发性腹膜炎。

5.腹腔内血管阻塞：缺血性肠病、腹主动脉瘤及门静脉血栓形成等。

6.腹壁疾病：腹壁外伤、脓肿及腹壁皮肤带状疱疹。

7.胸腔疾病：肺炎、心绞痛、心肌梗死、胸膜炎、心包炎等。

8.全身性疾病：腹型过敏性紫癜、糖尿病酮症酸中毒、铅中毒等。

我们出现急性腹痛该怎么办？

在生活中，天气变化（骤然降温）、暴饮暴食、大量饮酒、不洁饮食、外伤等都会引起急性腹痛，大部分腹痛情况都不严重，如果腹痛轻微，可先行观察，部分腹痛可自行缓解。如腹痛程度剧烈，不能缓解甚至加重，且出现一些合并症状如发热、寒战、恶心、呕吐、腹胀、便血等，应及时前往医院就医。

出现腹痛时该不该吃止痛药？

俗话说"手痛医手，脚痛医脚"，有的人出现腹痛就会自行口服止痛药来缓解腹痛。那么我们在出现腹痛时该不该口服止痛药呢？

由于腹痛原因众多，有些腹痛症状不典型，口服止痛药后会掩盖部分病情，增加诊断难度，甚至可能导致误诊或漏诊。所以，我们建议突发腹痛时，不要自行服用止痛药，暂时禁食禁水，以避免加重腹部症状，及时去医院就诊，明确腹痛病因后可酌情止痛治疗。

去医院就诊时该如何配合医生检查？

医生接诊后首先会仔细询问患者病史，进行床旁查体，对患者病情进行初步的评估，之后会行进一步的辅助检查包括抽血化验、B超、心电图、CT或胃肠镜等检查。

腹痛患者就诊时切莫急躁，要保持冷静，准确、全面地回答医生的问题，配合医生进行查体，可以帮助医生及时准确地诊断。患者在就诊前可以仔细回忆一下腹痛发病的相关情况，比如：腹痛的起病情况（腹痛的时间，起病前有没有什么诱因，吃过什么东西，是否有过外伤）；腹痛的性质（绞痛、胀痛、隐痛、刀割样疼痛等）；腹痛的部位（上腹部还是下腹部，有无放射）；腹痛的严重程度（轻微还是剧烈，能否忍受）；腹痛的持续时间（阵发性还是持续性）；腹痛的伴随症状（有无发热、腹泻、恶心、呕吐、黄疸等）。

医生有话说

　　腹痛是生活中非常常见的症状，引起腹痛的原因众多，病情也复杂多变。如果腹痛程度较重、持续时间较长，或者伴随有发热、恶心、呕吐、腹部包块、腹泻、血便或者黑便等其他症状，一定要及时就诊，以免延误病情。

庞林涛

腹部包块

刘阿姨发现自己最近发福了，肚子越来越大，仔细想想自己最近也没有胡吃海塞。刘阿姨也没有多想，决心想要减肥。可是经过一段时间的饮食控制和科学锻炼，肚子不仅没有下去，反而越来越大，而且身体越来越没劲儿，腿脚也跟着肿起来了，这才引起刘阿姨的重视，赶紧去医院检查，这一查竟然发现了一个大肿瘤包块。

引发腹部包块的原因有什么？

引发腹部包块的原因分为疾病原因和非疾病原因。其中疾病原因导致的腹部包块更加常见，腹部包块常由肿瘤、炎症、结核、梗阻、免疫等原因导致。另外还有一些腹部包块并非由疾病引起，比如，如果长时间便秘导致大便干结，聚集在乙状结肠，那么在左下腹可以触及包块；有时，充盈的膀胱也会被摸到包块；有些瘦弱的正常人因为没有皮下脂肪的遮挡，会在腹部摸到诸如腹主动脉、乙状结肠等正常组织。

腹部包块合并其他表现时，有什么提示意义？

1. 腹部包块处有压痛：常提示胆囊炎、阑尾炎等炎性疾病。

2. 腹部包块伴排便习惯及排便性状改变：常提示溃疡性结肠炎、克罗恩病、结肠癌、直肠癌等肠道疾病。

3. 腹部包块处有搏动：常提示腹主动脉瘤。

4. 腹部包块伴黄疸：常提示胆囊炎、胆总管囊肿、胰腺炎、胰腺癌等。

5. 腹部包块伴有呕血或黑便：常提示胃溃疡、十二指肠溃疡、胃癌等疾病。

6. 腹部包块伴有转移性右下腹痛：常提示阑尾炎。

7. 腹部包块伴有腹痛：常提示肠梗阻、胆囊炎、胰腺炎、肠套叠等疾病。

8. 腹部包块伴有月经异常：常提示子宫内膜异位症、子宫内膜癌、宫颈癌等妇科疾病。

发现腹部包块该如何应对？

如果患者出现腹部包块伴随高热、剧烈腹痛长时间不缓解、剧烈恶心呕吐、神志意识丧失、呕血、黑便及便血等情况，需要紧急救治，应立即送往医院就医。而其他腹部包块大多没有需要紧急救治的情况，大多起病较为缓慢，这时引起腹部包块的原因一般考虑为炎症、肿瘤、结核、梗阻、免疫等，虽然不需要紧急处理，但是患者也应该越早就医越好。

腹部包块如何治疗？

1. 手术治疗：绝大多数出现腹部包块的患者都需要手术治疗。如以下疾病：阑尾炎、胆囊炎、各种来源的肿瘤、腹腔脓肿等。

2. 药物治疗：大多数引起腹部包块的疾病除了需要手术治疗外，还需要辅助药物治疗，如炎症疾病需要应用抗生素、恶性肿瘤需要化疗药物及靶向药物进行治疗。

3. 局部治疗：有些恶性肿瘤的患者，可能需要接受术后放疗。

医生有话说

对于腹部包块的诊疗应遵循早发现、早治疗原则。及早确定疾病发生、发展的原因，进行对症及对因治疗，以免造成疾病的延误，引起严重的后果。大多数的腹部包块需要手术治疗，对于良性的腹部包块可以密切观察病情变化，根据医生的建议定期复查。如腹部包块诊断为恶性，也不要惊慌，可以通过手术、药物、局部治疗等方式进行干预，如行手术治疗，术后1个月避免剧烈运动，并注意伤口清洁，防止感染。任何疾病的防治都要从养成良好的生活习惯入手，养成良好的饮食及运动习惯有助于合理有效地预防腹部包块。

李昊泽

肛周疼痛

王女士最近发现自己肛门周围间断疼痛，尤其是排便时明显加重，同时还伴有滴血、大便干燥，排便也困难，每次排便都极其痛苦，这让她非常紧张害怕，后来立即去医院，经过检查考虑诊断为肛裂。

肛周疼痛是什么意思？

肛周疼痛主要是指以肛门内及肛门、直肠周围出现疼痛。

什么疾病会引起肛周疼痛？

1. 肛裂：疼痛一般都呈周期性变化，多发于大便时或大便后，由于粪便刺激肛门引起溃疡裂所致。其疼痛为阵发性的、较为明显的灼痛，可持续数分钟，待粪便通过后，疼痛减轻。大家记住肛裂的疼痛多数与排便有关系。

2. 痔疮：多数不会引起疼痛，只有出现血栓性外痔或者内痔嵌顿时，才会出现疼痛症状。血栓性外痔有异物感，多数为胀痛，由于肛周静脉血管破损，血块凝结而成血栓，在肛门皮肤下可见青紫硬结节。内痔嵌顿以胀痛、灼痛为主，一些原因造成组织循环受限而脱出肛门外，无法回纳而引起疼痛。

3. 直肠癌早期无疼痛，以后由于肿块增大、破溃，可出现肛门部坠胀、隐痛，常伴有大便习惯改变、脓血便、腹胀、腹痛、消瘦等症状。患者若有上述症状，要及时请专科医生诊断、治疗。

4. 肛周脓肿：以胀痛为主，由于肛周脓肿的发生部位、大小、致病菌和患者机体抵抗力等种种因素不同，出现的症状和体征也各有异。脓肿部位和大小不同，可能疼痛程度也不同，多数合并发热症状。

5. 肛窦炎：又称肛隐窝炎，是由肛隐窝病变导致的炎症，一般为肛门部微痛、坠胀，由排便时粪便压迫感染引起，常伴有少量脓性或黏液性分泌物外溢、气味臭。

出现肛周疼痛怎么办？

出现肛周疼痛可以通过以下措施部分缓解，但仍需去医院就诊，首选肛肠科。

①不要穿过紧的内衣物，最好选择宽松的棉质衣物，避免局部潮湿。②局部热敷或者坐浴，可以减轻肛门周围肌肉的疼痛和痉挛，每天温水坐浴，促进局部血液循环，如果合并感染或有伤口，也可以稀释高锰酸钾坐浴。③饮食中多进食高纤维素食物，如绿色蔬菜或者谷物，尽量避免进食刺激性或者辛辣食物。

医生有话说

如果出现肛周疼痛，大家务必不要惊慌，建议还是尽早就医找到引发症状的原因，根据引发症状的原因进行相应的治疗。病情严重的要根据医生判断，尽早进行积极有效的治疗。

李光耀

大便异常

老张退休后开始关注各类养生节目，在有关专家的介绍中，他常常可以听到"排便异常"这个概念，按老张原来的理解：吃喝拉撒这本是生命中的基本状态，那么排便异常到底有什么说法呢？老张百思不得其解，于是就去请教隔壁的吴医生，听吴医生讲解后老张才恍然大悟，原来其中还有这么大的学问啊！

排便异常是指什么呢？

排便异常是指患者的排便次数、大便形状及颜色等方面异于平常。

什么原因会引起排便异常？

引起排便异常最主要的原因是胃肠道疾病；如果消化系统腺体如肝脏、胆囊、胰腺等脏器出现病变后，部分患者也可以出现排便的异常；另外引起排便异常的一小部分原因是非消化系统的疾病所导致的，比如甲状腺功能亢进、过敏或者某些癌症引起的伴癌综合征。

引起排便异常的消化道疾病有哪些？

炎症是最常见的原因。炎症本身是机体对外界有害损伤的一种保护性反应，各种原因导致的炎症均可能诱发排便异常，其中感染性疾病（比如细菌性痢疾、轮状病毒所致的秋季腹泻等）是最常见的诱发患者出现排便异常的原因，还有某些特殊的引起肠道炎症的原因：比如腹部放疗后出现的放射性肠炎、自身免疫异常所导致的炎症性肠病等均可引起排便异常。某些消化道肿瘤，尤其是左半结肠癌经常导致患者出现排便习惯或者是大便性状的改变。还有某些少见的消化系统疾病，比如缺血性结肠炎、神经官能症等均可使患者出现排便异常。

排便异常的临床表现有哪些？

一般来讲，排便异常包括两部分。一部分是排便习惯的改变，另一部分是大便性状异常。排便习惯的改变包括大便次数的增多或减少，大便性状改变主要包括大便颜色、含水量以及是否带有黏液脓血等附着物。

正常的排便次数是多少？

因每个人的排便习惯不同而有很大差异，有的人可以每天数次，有的人可能数天 1 次。一般对健康人来说，几乎 60% 的人都是每天 1 次，30% 的人大约 1 天两次以上，只有 10% 的人会几天 1 次。一般正常标准是：正常人的排便频率为每周 3 次至每日 3 次，在此之间都是可以接受的，这要结合个人习惯来做判断。因为每个人胃肠道的长短、肠道的蠕动频率、生活习惯都不一样，排便的频率自然会有差异。

大便的颜色有哪几类？

正常情况下，大便呈黄色或者黄褐色，这是由于大便里含有粪胆原。但大便的颜色是受饮食种类等因素影响的，当肠道内菌群失调时，大便可能呈现出金黄色；如果进食绿色蔬菜比较多，大便颜色就会偏绿色；当进食富含铁的食物或药物后，比如菠菜、动物肝脏之类，大便的颜色可以明显加深，呈黑色或者黑褐色；混有鲜血时大便往往会呈血红色改变；如果患有胆道梗阻性疾病，大便会变成白色。如果进食动物内脏或者是血液制品多，大便就会偏黑色；如果有上消化道出血，大便会呈黑色，甚至是呈柏油样。

便血常见的原因有哪些？

便血常见的原因：①颜色偏黑，甚至呈柏油样，一般伴有特有的腥臭味，这多是中上段消化道出血所导致的，比如消化性溃疡等。②便纸上有血，擦时流血或是便后滴鲜血往往是痔疮等肛周疾病的出血。③大便里面有血，血呈鲜红色或暗红色，可含血块，血液与大便粪质相混合，一般考虑溃疡性结肠炎或是左半结直肠恶性肿瘤的可能性较大。

大便为什么变白了？

大便发白并不是真正变成了白色，而是看上去像陶土的颜色，所以又叫作白陶土样便。引起大便发白可以是消化不良引起，进食某些坚硬、难以消化的物质后，在肠胃道内无法正常消化而随大便排出，引起大便颜色发白，比如口服钡剂行消化道造影的患者，多数患者 1 ~ 2 天会自行好转；另外还要考虑胆道疾病引起的可能，正常情况下胆汁会进入肠道，如果排泌胆汁的路径被堵，胆汁无法进入消化道，大便中含有的粪胆原减少或消失，从而引起大便颜色发白。还在一种情况是肠道感染后导致的腹泻，大量的水样便排出，此过程中会出现大便颜色变浅，少数患者会表现为大便颜色发白。发现大便发白后应提高警惕，需要到医院检查明确病因。

黑便的原因有哪些？

大便颜色发黑有 3 个可能性：第一，进食了大量的血制品，例如鸭血等食物，大量的血制品经过肠道分解之后会形成黑便；第二，进食了大量的含有碳粉的食物；第三，胃肠道出血，血红蛋白进入肠道之后被肠道内细菌分解产生的铁剂进而与肠道的气体硫化氢产生硫化亚铁，形成黑便，这种黑便是黑又亮的，因酷似沥青而又被称为柏油便。

便秘常见的原因有哪些？

便秘是指大便次数减少，一般每周少于 3 次，伴排便困难、粪便干结，甚至呈羊粪粒样便。

器质性便秘：是由明确病变引起的，如因肠管病变引起的肠腔狭窄；因内分泌疾病，如糖尿病、甲状腺功能减退等，引起的肠肌张力减低和蠕动减弱，导致结肠传输减慢或远端肠道出口梗阻，致肠内容物滞留而不能下排；因神经系统疾病如脑卒中、脊髓损伤、周围神经病变等所致的神经肌肉功能障碍亦可诱发便秘。

功能性便秘：符合便秘的症状，但是通过一系列的检查除外了器质性病变，称为功能性便秘，多因不良生活方式而导致，包括：饮水过少，食物中缺乏纤维素、工作学习紧张等。

其他：摄入食物过少，特别是纤维素和水分摄入不足，可造成大便干结；另外，服用某些药物也可导致便秘，如铁剂、抗抑郁药、钙通道拮抗剂或利尿剂等；

肠息肉离肠癌有多远？

结直肠癌是我国常见的恶性肿瘤之一，早期通常没有症状，或者仅仅有腹部不适、腹胀、和排便习惯改变等非特异性症状，但是一旦出现肠梗阻、血便等明显症状，大部分患者已进入到了肿瘤中晚期，因此针对肠癌，早筛查、早治疗至关重要。

结直肠癌的发病与肠息肉密切相关。肠息肉是从肠黏膜长出来、向肠腔内突出的一块或多块肉，按照病理可分为肿瘤性息肉和非肿瘤性息肉，肿瘤性息肉的主要类型为腺瘤，约占全部肠息肉的2/3，其中少数腺瘤（≤5%）经过7～10年会进展为癌症。约85%～90%的结直肠癌均由结直肠腺瘤转化而来。目前，电子结肠镜检查是大肠癌筛查的有效手段，因此，以下人群建议查查肠镜：

1. 50岁以上人群。

2. 40岁以上，有肠道肿瘤家族史或者处于肠道肿瘤高发地区的人群。

3. 有不良生活习惯的人，如抽烟、喝酒、工作压力大、经常熬夜、饮食不规律、长期久坐不动的人。

4. 出现消化道不适症状的人，比如胃部不适（腹胀、腹痛、反酸等）或肠道不适（便秘、腹泻、便血、大便性状改变等）等。

5. 正常体检时发现CEA、CA19-9等消化道肿瘤标志物升高等。

医生有话说

　　排便看似是每个人日常生活中极其普通的小事情，但在医生眼中，排便异常不但是很多种疾病的风向标，而且更重要的是，排便异常往往是很多疾病早期就会出现的症状，这对于疾病的早期发现与治疗有着重要的意义。所以，关注自己的大便情况，是每个人都需要养成的保健好习惯。

赵晓志

痛经

小王是位资深痛经患者，每次来月经的时候都是腹痛难耐、全身冷汗、上吐下泻，严重时甚至能痛到晕倒，上学期间，几乎每个月都需要请假一次来熬过这几天。

什么是痛经？痛经到底有多痛？

痛经是女性朋友在月经期或月经前后出现的周期性下腹部疼痛、坠胀，可伴有腰酸痛及其他症状，如恶心、呕吐、腹泻等。有人形容痛经就像有一只手在自己的肚子里搅来搅去；有人形容痛经让人坐立不安、全身冰凉、死去活来………

为什么会痛经？

痛经有两种情况，一种是没有妇科疾病的单纯痛经，称为原发性痛经；另一种是继发于妇科疾病（如子宫内膜异位症、子宫腺肌病、盆腔炎、子宫肌瘤等）的痛经，称为继发性痛经。

原发性痛经较常见，多发生于青春期女性，月经初潮后不久就出现，主要与3种因素有关：第一，与月经时子宫内膜合成和释放的前列腺素增加有直接关系。前列腺素会使子宫平滑肌强烈收缩、子宫血管收缩痉挛、子宫缺血及缺氧，导致痛经。第二，身体疲惫、进食辛辣、凉性食物会导致子宫收缩，引发痛经。第三，精神因素也和痛经有关，抑郁、焦虑的人痛经发生率高，考虑可能与精神状况影响疼痛的敏感性有关。

继发性痛经多发生于生育年龄女性，往往在月经来潮若干年后才出现，其病因就是基础妇科疾病。

痛经能预防吗？

痛经是可以预防的，建议女性朋友从以下几点努力。

1. 养成良好的生活习惯，规律作息，劳逸结合。

2. 保持愉悦的心情。

3. 注意保暖，少吃生冷刺激性饮食。

4. 加强体育锻炼，增强体质。

5. 注意经期卫生，减少盆腔炎症继发的痛经。

什么样的痛经需要及时就诊？

有数据显示，60%～85% 的女大学生会发生痛经，1/3～1/2 报告有中度至重度症状，但是她们绝大多数都不选择就医，实际上，以下情况建议积极就诊。

1. 痛经程度剧烈，严重影响生活和工作。

2. 止痛药物不能缓解的痛经。

3. 经期腹痛剧烈，伴全身大汗、面色苍白甚至晕厥。

4. 痛经逐渐加重或痛经合并不孕。

5. 痛经合并月经量多。

如何缓解痛经？

常用的缓解原发性痛经的方法主要有 3 种：下腹部热敷、服用止疼药（前列腺素合成酶抑制剂）、服用复方短效口服避孕药。

下腹部热敷可以在一定程度上缓解痛经，但是对于疼痛程度较重者，还是需要药物治疗。常用的药物包括止痛药（前列腺素合成酶抑制剂）、复方短效避孕药。止痛药建议在月经来潮、疼痛出现后开始服药，可以在很大程度上缓解痛经。常用的药物有布洛芬、吲哚美辛、萘普生、双氯芬酸等。复方短效口服避孕药，周期性服用可以抑制排卵、减少前列腺素的生成，从而止痛，常用的药有优思明、优思悦等。

对于继发性痛经，尽早治疗源头疾病，是缓解痛经的根本办法。

一直吃止痛药会上瘾吗？

很多每月都需要服用止痛药的女性，往往担心长期吃药会上瘾。其实这种担心没有必要，因为大众理解的能让人成瘾的止痛药，是阿片类药物，这类药物是国家严格管控的，有严格的适应证才能开具，不是随随便便可以使用的。而我们说的止痛药是"前列腺素合成酶抑制剂"，是抑制前列腺素合成的，从源头上阻断痛经，并不作用于大脑，无"上瘾"可言。

长期吃避孕药会影响生育吗？

对于复方短效避孕药，无论服用时间长短，都不会影响女性生育力。因为这类药物所含的小剂量雌激素和孕激素在体内代谢快，有研究表明，17 天后药物在体内残留只有 0.1%，因此，这个月停药，下个月身体就能恢复受孕功能，不会影响女性的生育。

医生有话说

痛经虽然是女性常见症状，但不是正常的现象，更不能让女性忍忍就过去。建议痛经女性寻找专业医生判定痛经类型，实现对因治疗、对症治疗，帮助自己预防、缓解痛经，免受痛苦。

韩娟

腰腿痛

李师傅是一名公交车司机，常年开车，在车上一坐就是一天，最近出现明显的腰痛，同时还扯着腿疼，感觉就像通电了一样，抬腿会加重，医生检查了膝关节，却说膝盖没事儿，可能是腰椎带的腿痛。那他到底是什么问题呢？

什么是腰痛？

我们所常说的腰部其实包含了组成腰椎的 5 个椎体及其对应的皮肤、脂肪、肌肉、韧带、血管和神经。腰痛常位于腰椎左右两侧和（或）腰椎后方范围内。当以上这些组织出现损伤、炎症或肿胀时，都会引起腰痛，不同组织病变引起的腰痛表现不同。

腰部不同部位损伤有哪些表现呢？

1. 腰部皮肤及皮下组织损伤

这种损伤一般有外伤史。比如当腰部皮肤擦伤时，会在皮肤留下红肿的伤痕，触碰时疼痛加重，定位准确，很容易分辨。如果皮肤没有破，比如被女朋友拧了腰上的肉一下，局部可能会有淤青，轻轻按压就会感觉到疼痛。这种皮肤及皮下组织损伤，3 ~ 5 天可自行愈合。

2. 腰部肌肉韧带损伤

单纯的腰部肌肉损伤（所谓的腰肌劳损），一般是在躯体进行大量的运动后出现，比如昨天参加了一场激烈的篮球比赛，今天出现了腰痛。这种疼痛是因为肌肉频繁收缩做功，局部产生乳酸堆积，从而导致肌肉的酸胀疼痛，在腰部屈伸、左右弯曲、腰背肌收缩时疼痛加重。由于肌肉更深一层，所以轻压不痛，中等力度按压传导到肌肉时可诱发疼痛。经过充分休息，疼痛一般 1 周左右逐渐好转。但如果肌肉出现拉伤，肌肉纤维出现部分撕裂，疼痛持续的时间就会更长，痛感也会更重，一般需要 2 ~ 4 周才能逐渐康复。

3.腰椎椎骨损伤

椎骨是支撑脊柱的中坚力量，好比一座摩天大楼的钢筋混凝土结构。试想承重墙出了问题，房倒屋塌则会随之而来。那么什么情况下会出现这种严重的椎骨损伤呢？

第一就是受到了严重的外伤，比如高空坠落、车祸撞击腰部等，这些都有很明确的外伤史，常合并多组织损伤，如皮肤擦伤、皮下软组织挫伤、肌肉拉伤、椎间盘甚至神经、血管、脏器的损伤。这种外伤疼痛都较严重，患者常会选择第一时间去医院明确受伤情况。

另一种情况就是轻微暴力下的椎骨损伤，比如骨质疏松性椎体骨折。一些老年人"端盆水""打喷嚏"或"摔个屁蹲儿"就骨折了，有些人甚至没有原因。这种疼痛特点是在平躺或侧躺不动时缓解，而翻身、站立、变换体位时加重。由于椎骨位置较深，所以疼痛感觉也比较深在，表现为某片区域深部的钝痛，无法精确到某个点。出现这种情况，说明骨质本身出了问题，比如重度骨质疏松、恶性肿瘤侵蚀到椎骨等。这好比一棵健壮的大树被虫蛀空，一阵大风就会把树干刮折。发生这种情况时，一定要去医院明确骨折背后的问题，才能从根本上解决问题。

上述 3 种情况常常导致单纯腰部或腰骶部痛，但一旦出现了腰痛合并腿痛，应该考虑哪些问题呢？

1.腰椎骨关节的问题。腰椎椎骨关节具有一定的活动度，是维持脊柱动态稳定的重要结构。当不良姿势（比如"葛优瘫"）导致骨关节紊乱时，就会引起腰痛。这种腰痛的特点是位置较为明确，表现为腰椎向一个方向活动疼痛加重，而向相反方向活动疼痛则减轻（比如向左侧弯腰时疼痛加重，向右侧弯腰时疼痛则缓解）。同时部分患者出现向大腿后或外侧酸胀疼痛，但一般不超过膝盖。这种情况经过口服镇痛消炎药或局部热敷，一般 2 ~ 3 天后小关节可自行复位，1 周左右炎症消退。对于反复发作的腰椎关节炎或严重的关节紊乱则需要去医院就诊。

2.腰椎间盘突出。腰椎间盘是位于上下两个椎骨之间的软性组织，起到骨与骨之间的"垫片"作用。弯腰、久坐及不当负重就会导致椎间盘损伤继而破裂，引起腰痛。这种情况表现为站立（负重）状态下加重，平躺（不负重）则减轻。多数人的椎间盘损伤是一个长期的过程，腰痛因此也会反复出现，最终椎间盘老化突出，压迫神经，进而出现下肢的过电感，可伴有麻木，更甚者出现下肢无力。需要强调的是，一旦腰痛伴有了腿痛，说明腰部的病变可能牵连到了腰神经，这个时候一定要提高警惕，及时寻求医生的协助，早诊断、早治疗，避免出现神经损伤的严重后果。

医生有话说

疼痛是一种自我保护机制，疼痛部位一般伴随着局部的组织损伤。建议大家在疼痛期要充分休息，而非所谓"越疼越要练"，以避免引起疼痛的动作加重对受损组织的进一步损伤。另外，我们要分清疼痛的轻重缓急。常见肌肉软组织的轻度损伤，可以自行休养，如果因为骨折、椎间盘突出、脏器受损等引起腰痛，一定要及早去医院明确原因并规范治疗。

李健

膝关节疼痛

随着人民生活水平的不断提高，大家对健康的要求也越来越高，年轻人去健身房、游泳馆，老年人参加广场舞、健步走，各种以锻炼为主题的视频常风靡网络。不过，俗话说"人老先老腿"，邻居刘大爷刚参加万步走没几天，膝盖就又痛又肿，万步走变成了床上躺。为何好端端的突然就出现这种情况，刘大爷十分困惑。

哪些原因会引起膝关节疼痛？

对于老年人群的膝关节疼痛，大多由膝关节的骨性关节炎引起，可以无明显诱因出现膝关节的肿胀、疼痛，也可能在劳累、负重活动后诱发，一般不涉及身体其他部位的症状。对于一些体型偏胖、饮食随意的人群，需要警惕痛风性关节炎，表现为膝关节的严重肿胀、剧烈疼痛，常伴有关节周围的红肿，压痛明显，需要结合一些辅助检查明确。此外，对于有类风湿病史的人群还得小心类风湿关节炎，年轻人常见创伤性关节炎等。

出现膝关节疼痛该怎么办？

假如我们近期有经常跑步、持续负重活动的情况或膝部受到过轻微外伤，膝关节只是出现轻微的肿胀和疼痛，正常活动并没有受影响，可以先休息，减少甚至避免类似活动，再辅以膝关节局部冷敷，症状大都可以逐步缓解。若膝关节的疼痛、肿胀难以缓解，甚至出现疼痛、肿胀加重，皮肤红斑，累及其他关节疼痛，高热或低热不退等症状时，建议立即到医院就诊，防止延误病情。

应该挂哪个科室的号？

与膝关节疼痛密切相关的是膝关节的骨性结构及周围软组织，所以应优先挂骨科号就诊。

哪些措施可以缓解膝关节疼痛？

首先要注意对膝关节的保护，包括多休息、避免劳累、减少负重的活动、避免长时间站立、减少膝关节受压时间，适度进行功能锻炼以改善关节周围肌肉力量，做好局部的保暖工作，防止关节受凉而导致症状加重等。

膝关节痛的人该如何运动？

对于膝关节疼痛的人群，不合适的运动可能会加重膝关节疼痛、肿胀，不运动又可能会让膝关节变得僵硬、无力，所以要选择适合的运动。

首先要避免增加负重活动，负重活动会明显增加下肢关节的负担，持续、过度的负重活动常常会诱发、加重膝关节疾病。那么，非负重或负重小的运动都有什么呢？躺在床上做空中自行车运动，也就是平躺于床面将双腿抬起来，之后交替性地蹬自行车。再者，游泳或在游泳池里走路也都是很好的锻炼方式，在改善关节活动度的同时不会明显增加关节负荷，水流还有一定的缓解肌肉疲劳，舒缓、改善软组织损伤的功能。此外，增加关节周围肌肉的力量也可以达到保护关节的作用，可以选择做绷紧股四头肌的运动，在平坐或者是平躺时，自主将股四头肌紧绷数秒，之后再放松数秒，重复进行上述锻炼能够增加股四头肌力量，股四头肌正是膝关节最为强大的肌肉组成部分。

膝关节痛如何治疗？

膝关节痛的治疗可大致分为保守治疗和手术治疗。其中保守治疗除了上面介绍的休息、冷敷、功能锻炼外还包括药物治疗，药物治疗又分为口服药物治疗、局部外用药物治疗、关节腔内注射药物治疗等。每一种治疗的实施都会根据患者的病因、症状严重程度、关节病变程度等综合分析得来，此外还需结合患者的年龄、性别、基础疾病情况等。

对于保守治疗无效的患者，手术治疗常常可取得有效的治疗效果。手术方案的选择因年龄、性别、全身一般状况、专科病情等情况而异，包括关节镜下微创手术、截骨手术、单髁置换手术及人工全膝关节置换手术等。

整体来说，对于膝关节疼痛的诊断、治疗、康复、健康宣教等都在快速发展，目前已形成对不同病变阶段的患者给予个体化的、合适的阶梯治疗方案，这样的进步还在持续推进中，依靠这些完善、有效的预防与治疗措施，膝关节痛得以有效缓解甚至根治。

医生有话说

　　膝关节疼痛在生活中十分常见，但常见不等于正常，更不应该被轻视，如果干预不及时很可能将急病发展为慢病，轻症发展为重症。

　　如果出现膝关节疼痛，首先要避免负重活动，以免加重病情，同时积极就诊，尽早明确病因、对症治疗，保护我们的膝关节灵活、有力。

李敏

下肢水肿

王阿姨最近感觉小腿有些发胀，鞋子好像也有点发紧，脱下鞋袜仔细一看，不仅双侧小腿变粗了，双脚变胖了，而且用手指按压小腿前面，一按一个坑，她赶紧网上查了一下相关症状，感觉应该是"下肢水肿"，这是怎么回事呢？目前，虽然肿但是还不耽误行走，需不需要去医院看看呢？

什么叫下肢水肿呢？我们该如何判断自己是不是下肢水肿？

下肢水肿就是指人体下肢组织间隙有过多液体潴留导致下肢肿胀，腿围增粗，有时也会出现体重的增加。有一个简单的方法可以帮助患者初步判断我们增粗的下肢是胖了还是肿了。如果用手指的指腹按压下肢尤其是小腿胫骨前面，皮肤会出现凹陷，就像按压面团时一样，可以见到指压的痕迹，那么高度提示水肿。

所有的水肿都要立即去医院就诊吗？

在通常情况下，正常人如长时间站立、行走、下蹲或坐立时，也会出现下肢或双脚"发紧"，这种情况通常稍事休息或改变体位后一段时间，水肿可自行减轻。另外，有一些喜欢高盐饮食的患者，在进食大量较咸的食物后，也会出现下肢的轻度肿胀，这种情况的肿胀通常与饮食息息相关。除此之外，有些健康的女性，在月经来潮前一周左右可能出现眼睑、下肢轻度水肿，伴有乳房胀痛、下腹部不适等症状，这些症状多在月经来潮时减轻、消失。因此，对于上述情况，我们可以通过改善生活方式，如低盐饮食、避免久坐及久站、经常活动下肢、进行适当的锻炼来改善水肿。对于下述情况，我们要及时就诊，寻求医生的帮助。

1.下肢水肿不对称，尤其是明确的单侧下肢水肿，需要除外下肢静脉血栓，或者其他疾病如肿瘤等，压迫下肢静脉所致。

2.双下肢水肿进行性加重无改善，如伴有下肢疼痛、皮肤颜色和温度改

137

变，需注意除外炎症；如伴有胸闷、呼吸困难、尿量减少，需注意除外心脏疾病；如伴有颜面肿胀、排尿异常、高血压等，需注意除外肾脏疾病；其他如肝脏疾病、营养不良、甲状腺疾病等也可以引起下肢水肿。

医生有话说

下肢水肿是相对较为常见的疾病，也是在门诊中经常会碰到的疾病，对这个症状有一定的认识，可以增强我们的健康意识，有助于我们及身边的家人、朋友及时发现症状，查明病因并进行治疗。

田鑫

手出汗

小王是一个手易出汗的青年，但因为手经常出汗而羞于社交。您是否也因为手出汗而烦恼呢？您知道这是得了手汗症吗？那什么叫手汗症呢？它有什么危害呢？手汗症有什么治疗方法呢？

什么是手汗症？

手汗症是以手出汗过多为特征的一种病，分为原发性手汗症和继发性手汗症。原发性手汗症是指非其他疾病或药物引起的手出汗过多，主要由人体交感神经系统过度亢奋所致；继发性手汗症是指由甲状腺功能亢进症、结核、糖尿病等疾病引起的出汗。

根据出汗程度将其分为轻度、中度、重度三级。轻度表现为手掌潮湿，但不能打湿手帕；中度表现为手掌出汗时可形成小水珠打湿手帕；重度表现为可形成水滴。

手汗症有什么危害？

手汗症不仅会对人体健康造成危害，更重要的是会对心理、精神健康造成严重影响。大量的出汗不仅容易导致双手皮肤出现脱皮、汗疱疹、湿疹等现象，冬季也容易因肢端湿冷而出现冻疮、皮肤溃烂等症状。此外手汗症患者的抵抗力也会受到影响，医学临床研究证实，手脚距心脏比较远，血供最容易出现不足，手脚的人体脂肪层薄、保温性差，因此皮肤温度也会比较低，非常容易受凉。一旦受凉，可反射性地造成呼吸道黏膜内的毛细血管收缩，使抵抗力明显降低。这时，原先埋伏在咽喉部的病毒、细菌便会乘虚而入，造成发热感冒等多种病症。而手汗症患者的手脚温度还要比正常人低 1 ～ 2℃，加上汗液蒸发带走热量就更容易受凉。除危害身体健康外，在日常生活中，患者常常面临着学习与工作效率低下、害怕被人嘲笑或歧视、娱乐社交范围缩小、不愿或害怕社交等诸多问题，更容易出现自卑、敏感、消极等不良情绪，给个人的生活质量和心理健康带来很大的危害，甚至可能导致抑郁。

手汗症的症状都有哪些？

临床表现以手掌多汗为主。除少数单纯手掌多汗外，常见的还有 3 种类型：①手掌 + 足底多汗；②手掌 + 腋窝多汗；③手掌 + 足底 + 腋窝多汗，同时伴发面部多汗少见。手掌多汗发作原因不明，睡眠时不发作。每次发作时间长短不一、程度不一。每日发作次数不等，发作时常伴掌温过低。重者可见汗珠流淌，发作与季节无关，在天热、激动、紧张等情况下可诱发或加重，严重影响患者的生活、学习、工作和社交，产生躲避和焦虑的心态，甚至引发心理疾病。

什么情况下会确诊为手汗症？

无明显诱因，肉眼可见汗腺分泌亢进持续 6 个月以上，并符合以下条件的两项者即可确诊（表 3-2）。

表 3-2　手汗症的诊断依据

序号	表现
1	双侧出现部位对称
2	一周至少发作一次
3	有阳性家族史
4	睡眠时出汗停止
5	影响日常的工作和生活

手汗症怎么治疗？

手汗症的治疗一般分为非手术治疗和手术治疗。非手术治疗包括药物治疗、物理疗法、肉毒素注射等，而这些治疗方法大多需要长期使用，副作用大，疗效不持久。另一种就是手术治疗，通过非常小的切口把胸交感神经链切断，目前胸腔镜下胸交感神经链切断术是治疗手汗症唯一有持久疗效的方法。

手汗症在什么情况下需要做手术？

1.15 ～ 50 岁是手术最佳年龄，14 岁以下儿童症状尚在变化中，应给予一个观察期。50 岁以上患者可能因为胸主动脉硬化、扩张，甚至扭曲覆盖左胸交感神经干，操作难度颇大，故应慎重考虑。

2.单纯重度手汗症不伴其他部位（如腋下、足底）多汗者，手术效果最佳。

3.有强烈手术意愿的中度手汗症患者。

4.重度手汗伴其他部位多汗，最常见的有 3 种：① 手掌 + 足底；② 手掌 + 足底 + 腋窝；③ 手掌 + 腋窝。还有 3 种也比较常见：④ 手掌 + 头面；⑤ 手掌 + 头面 + 足底；⑥ 手掌 + 头面 + 腋窝。凡与手掌相关的上述 6 种组合可以选择手术；凡与手掌无关的不推荐手术，如单纯的腋汗或者足汗。

手汗症应该就诊于哪个科室？

自青少年期起病，单纯表现为手掌或手足多汗，可形成水珠或汗滴的中重度原发性手汗症患者，建议到胸外科门诊就诊。合并汗疱疹、脱皮、瘙痒等症状者，建议先去皮肤科就诊。可疑有甲状腺功能亢进症、糖尿病、结核等基础疾病者，可先到相应内科就诊。

医生有话说

手出汗的原因有很多，如果长期手出汗，需要就诊于胸外科，辨别出汗的原因。对于原发性手汗症，胸腔镜下胸交感神经链切断术是目前最有效的治疗方法。

裴国田

指甲异常

小陈是一名在校大学生，最近盯着自己的指甲，越看越觉得不正常。这一天，他来到医院的皮肤科，满心疑惑地问："医生，我怎么觉得我的指甲这么粗糙啊？这是他们说的灰指甲吗？还是说我得了什么怪病？"指（趾）甲的问题千变万化，我们来一一解答。

什么是"甲"？

甲是人体最大的皮肤附属器，覆盖在指、趾末端伸侧面。甲的主要功能包括保护指、趾尖，提高感觉辨别能力，辅助手指完成精细动作，搔抓及美学功能。甲主要由甲母质、甲床、甲板和甲郭等部分构成。甲的外露部分称为甲板，呈外凸的长方形，厚度为 0.5 ~ 0.75 mm，甲近端的新月状淡色区称为甲半月，甲板周围皮肤称为甲郭，深入近端皮肤中的甲板部分称为甲根，甲板下方的皮肤称为甲床，其中位于甲根下方处称为甲母质，是甲板的生发结构。甲下真皮富含血管。指甲的生长速度约为每 3 个月 1 cm，趾甲的生长速度为每 9 个月 1 cm。疾病、营养状况、环境和生活习惯的改变均可影响甲的性状和生长速度。

什么是灰指甲？得了灰指甲要怎么办？

灰指甲其实是甲真菌病，是甲板或者甲下组织的真菌感染，与甲外伤、环境潮湿、年龄、免疫力降低等原因有关。如果指（趾）甲下出现白斑，逐渐变成黄色或者灰黄色，表面质地变得松脆、粗糙、失去光泽，那有可能就是甲真菌病。如果病甲较厚，尽量去除病痂，可以外用 8% 的环吡酮、5% 的阿莫罗芬等外用药物治疗，指甲 3 ~ 6 个月，趾甲 6 ~ 12 个月。但是，由于指（趾）甲坚硬，药物很难渗透，所以单纯使用外用药物效果不佳，建议到皮肤科就诊，联合口服药物治疗，疗效更好。

指（趾）甲变厚一定是灰指甲吗？

指甲变厚在医学上叫作甲肥厚，可分为先天性厚甲和获得性厚甲。先天性厚甲一般出生时就有或者在出生后几个月出现，指（趾）甲变黄、变厚，可逐渐变成褐色，严重时可引起甲脱落。临床上常见的是后天出现的甲肥厚，可能由外伤或者银屑病、毛发红糠疹等疾病引起。如果发现除了指（趾）甲变厚，皮肤也出现皮疹，需要及时到医院就诊。

为什么我的指（趾）甲很薄？

如果天生指甲就很薄，可能是因为发育缺陷。如果是后天指甲变薄，可能与缺铁性贫血、周围循环紊乱、严重的特应性皮炎、扁平苔藓等疾病有关，需要进行详细的检查，明确诊断后积极治疗原发疾病。另外一些女孩子做美甲时需要打磨指甲，长期的外力损伤也会造成指甲变薄。

为什么我的指（趾）甲上有一条横行的凹陷？

可能是甲横沟。如果所有甲都出现甲横沟，可能是急性传染病、严重的药物过敏、甲状腺功能亢进症、妊娠等原因引起的；如果只是个别甲出现甲横沟，与甲沟炎、外伤、修剪过度等有关。积极治疗原发病、去除诱因后可自行恢复。

为什么我的指（趾）甲上有竖着的条纹？

可能是甲纵嵴，多为甲营养不良的表现。本病多由维生素或者钙吸收不良引起，也可见于扁平苔藓、慢性湿疹、斑秃、甲状腺功能减退症和末梢循环障碍等疾病。指甲油中的某些色素、溶剂、促渗剂，如乙醇、苯类、酮类等，长期使用会损伤甲板，导致脆甲、甲纵嵴、黄甲和甲营养不良等。

甲纵嵴表现为甲板上沿着甲长轴出现深浅不等的线状纵行条纹，1条或多条，从近端甲皱襞一直到游离缘，甲板变薄、变脆，甲远端常破裂和分离。轻度的甲纵嵴是正常情况，随着年龄增长更加明显，无须干预。

为什么我的指甲跟肉分开了？

这是甲分离。可能由皮肤病（如天疱疮等）、甲下肿瘤、外伤（如意外损伤、修甲、剔甲癖等）等引起。某些化学制剂，如杀虫剂、含酚或福尔马林的甲化妆品也可以引起甲分离。

为什么指甲上会出现很小的凹点？

可能是甲凹点，表现为甲板表面的点状凹陷，一般如针头大小，正常人偶尔可以出现。深的顶针状凹陷最常见于银屑病，是该病的典型甲改变。不规则的、较大的凹点可见于手部的湿疹、手癣及扁平苔藓，需治疗原发病。也有一些病例和遗传有关。

指甲旁边长了倒刺怎么办？

倒刺在医学上称为逆剥，是从甲皱襞的近端或者侧缘开裂而翘起的小块长三角形表皮，有时疼痛，可能由职业性损伤或者咬甲癖引起。强行撕除可能造成进一步损伤并继发感染，应用剪刀剪除并外用润肤霜或者抗生素药膏保护创面。

指（趾）甲忽然变黑怎么办？

如果单个趾甲或对称趾甲下出现紫红色或者紫褐色的斑片，边界清楚，可能是甲下出血，多由局部挤压、轻度外伤引起，如穿鞋过紧、剧烈运动、踩伤等；如果多个指甲下也出现同样的表现，有可能和一些内科疾病有关，如亚急性细菌性心内膜炎、消化道溃疡、高血压、恶性肿瘤、类风湿关节炎等。

如果发现甲下出现黑褐色的色素线，有可能是甲下交界痣引起的。大部分交界痣是良性的，但如果发现色素线变宽、颜色加深，需及时前往医院就诊，除外恶性黑色素瘤的发生。

真菌感染和药物（免疫抑制剂）也会引起指甲变色，需要专科医生鉴别诊断。

医生有话说

当我们发现指甲异常时，首先应该明确具体病因，遵医嘱对症治疗。在日常生活中，需要均衡饮食，外用润肤霜，少接触碱性洗涤剂、水等减少对指（趾）甲的刺激。

李真

第四章

科学检查不迷路

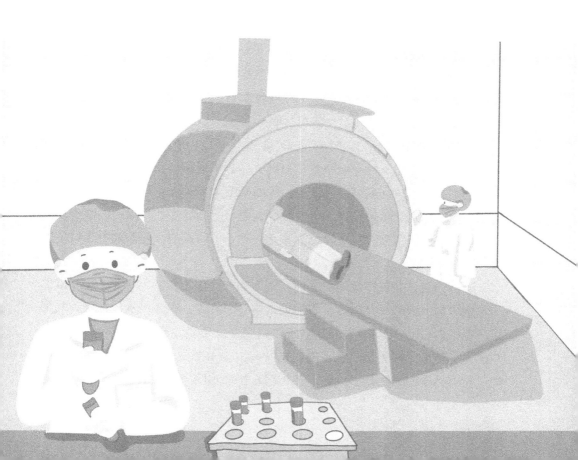

如何快速看懂血常规和 C 反应蛋白结果?

小王这几天不舒服，头疼、发烧、打喷嚏流鼻涕，在家喝了两天热水没见好转，就去了医院。医生建议他先去做血常规和 C 反应蛋白。"开点儿感冒药就好了，还要查血?"小王不情愿的离开了诊室。

症状虽然常见，医生也需要根据检验检查指标来进行鉴别诊断，精准用药。

医生主要是通过血常规的哪些指标来判断病情呢?

血常规是指通过观察血细胞的数量变化及形态分布从而判断血液状况及疾病的检查，主要包括红细胞、血红蛋白、白细胞、白细胞分类及血小板等，通常可分为三大系统，即白细胞系统、红细胞系统和血小板系统。

1. 白细胞

白细胞是人体的防御军队，只要身体受到伤害，白细胞就会挺身而出，冲到一线；其家族共有 5 位成员（中性粒细胞、淋巴细胞、单核细胞、嗜酸性粒细胞、嗜碱性粒细胞），各司其职。

中性粒细胞：是白细胞中数量最多的一种，占白细胞总数的 50% ~ 70%，它是人体血管里的巡逻兵，一旦出现感染，它的主要作用是吞噬和趋化。中性粒细胞可以对侵入人体的细菌步步紧逼，直到吞噬并杀灭细菌为止。因此，细菌感染时，中性粒细胞数量就会增多，相应的白细胞计数就会增多；病毒感染时，中性粒细胞是吞噬不了病毒的，此时就要交给淋巴细胞。

淋巴细胞：是免疫细胞的一种，分为 T 淋巴细胞和 B 淋巴细胞。B 淋巴细胞能识别出病毒，并制造出杀伤性武器——抗体，在这些抗体中和掉病毒后，病毒就不能搞破坏了。同时，淋巴细胞还能检测出被病毒感染了的细胞，并把这个信息上报，然后机体发出指令派出杀手细胞（T 淋巴细胞），继续把这些感染了的细胞赶尽杀绝，防止病毒在细胞内大量繁殖。所以，在病毒感染的时候，淋巴细胞会轻度升高。

2. 红细胞

普通感冒时一般不会导致红细胞和血红蛋白的降低。对于贫血患者，医生要时常监测患者的血常规，主要看其红细胞和血红蛋白的含量，并根据这些指标指导用药，必要时给予输血等治疗。

3. 血小板

感冒时有可能会引起血小板减低的情况，比如病毒感染、一些退热药（泰诺林等），也会造成血小板的减少，所以在感冒康复以后要及时复查血小板，如果血小板还没有完全恢复正常，需要进一步排除患者是否有血液方面的疾病。

什么是 C 反应蛋白？

C 反应蛋白是人体肝脏细胞分泌的一种炎性蛋白，在身体受到感染或组织损伤时，数量会急剧上升，且数量与炎症反应成正比，因此，医生有时也会把 C 反应蛋白作为判断是否有炎症以及炎症反应轻重的参考标准之一。另外，C 反应蛋白在炎症反应发生后的 5 ~ 8 小时就有可能呈现出来，速度极快。

血常规检查前一定要空腹吗？

不一定要空腹。适量的进食和饮水不会对血常规结果造成影响。如果短时间内饮用大量液体，可能会对血红蛋白结果有一定影响。

当然，为了得到更多有利的信息，我们还是建议大家在体检的时候空腹检测血常规。

医生有话说

血常规是血液检测中的重要组成部分。由于血常规数量或质量的变化，检测结果可直接或间接反映身体的一些病理改变。第二，因为血常规指标变化较快，几天甚至几小时内就会因病情的改变而出现明显变化，所以往往需要反复抽血检查，以便临床及时调整治疗方案。

丛荣

检验前要注意的那些事儿您知道吗?

30多岁的李女士,自述最近一个月出现怕热、多汗、多食、心慌、体重下降10余斤等症状,无基础病,无服药史。为了搞明白这突然间的"暴瘦"到底是怎么回事,医生建议做些常规检查、抽血化验。那么检验前要注意些什么,才能保证有个准确的结果呢?

下面我们就来一起了解一下吧。

抽血化验必须空腹吗?

不是所有抽血化验都必须空腹,比如血型、肿瘤标志物、甲状腺功能检测等。有的指标在血液中浓度有周期性变化,不同时间采集会造成结果不一致,比如生长激素、雌二醇、卵泡生成素等;有些脂代谢异常的人,餐后会出现乳糜血,对甘油三酯、肝功能指标、肾功能指标、凝血指标等有明显的影响。

所以为了保证结果的稳定性和可比性,建议在医生没有特殊要求的情况下要做到以下几点。

1. 尽可能在上午9点前空腹采集标本,也可以进食6小时后采集标本。

2. 尽可能在其他治疗和检查前采集标本。

3. 尽可能在采集标本后服用药物,但对于慢性病患者服药要区别对待。如每日清晨服药的高血压患者,可服用降压药后再抽血化验。

尿液检测需要空腹吗? 怎么留取?

不需要空腹,但是留取标本前要避免大量饮水,因为饮水过多会使尿液稀释,掩盖病情,最终导致尿液的检测结果不准确。留取尿标本应保持尿道口清洁,一般以留取新鲜中段尿10 ~ 15 mL为宜,留取后2小时内送检。

粪便标本怎么留取？

应留取新鲜标本，选择含有异常成分的粪便，如黏液或脓血等。外观无异常的粪便要从表面、深处取材。避免尿液、卫生纸或强力清洁剂等异物的污染，送检蚕豆粒大小，3～5克标本即可。标本采集后放置于清洁、干燥、不吸水的容器内，夏季1小时内、冬季2小时内送检。

采血体位对检验结果有影响吗？

有的指标是有影响的。比如蛋白质、酶类站立位抽血比卧位抽血结果高。血气分析中的氧分压和二氧化碳分压，卧位采血比站立位采血结果要高。而葡萄糖等小分子物质则不受采血体位影响。

运动对检验结果有影响吗？

会有影响，剧烈运动后会使人体处于应激状态，可使白细胞、血红蛋白、肾上腺素、胰岛素等，浓度发生改变。所以为了减小运动对检测结果的影响，需要至少安静15分钟后再采血。

饮食对检验结果有影响吗？

会有影响，我们看看进食前后的体内变化。

1. 进食后

食物被消化吸收后，血糖、血脂就会上升，胰岛素也会开始升高，这些都与进食有直接关系。不同食物的成分对检测也有影响，动物内脏、海鲜、酒精饮品等可使尿酸升高；高蛋白饮食可以让血尿素氮和肌酐升高；高脂肪饮食可使外源性乳糜微粒和甘油三酯升高，还会影响肝功能和免疫球蛋白等的测定结果。

2. 饥饿时

空腹超过16小时可以导致血糖、胆固醇、甘油三酯、载脂蛋白、尿素氮降低，肌酐、尿酸、胆红素、脂肪酸、尿酮体上升。

医生有话说

不是所有化验都需要空腹，比如甲状腺功能、血清抗体相关检测、电解质等检查都不需要空腹。首先，什么样的项目需要呢？可以简单理解为和进食有关的，比如血糖、血脂，这类化验和饮食相关性大，空腹和餐后对化验结果影响大，所以必须空腹。而且空腹时间也不是越长越好，空腹要求至少禁食8小时，以12～14小时为宜，不要超过16小时，空腹期间可以少量饮水。希望这些信息对您有帮助。

常峥

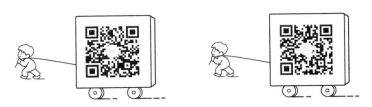

扫一扫观看视频
《尿便标本您留对了吗？》《哪些因素会影响血检结果？》

你还"肝"得动吗?

"再这样熬夜加班下去,大家都要变成国宝大熊猫了!""可不嘛!真的是要'肝'不动了。"夜晚,某办公室内充斥着职员们的抱怨声。现在越来越多的年轻人都因为各种事情在熬夜"肝",熬夜已成为人们的常态,很多人虽然知道熬夜不好,但仍无法改变这个不良的生活方式。

熬夜真的会伤肝吗?

熬夜伤肝,这句话一点都没错。肝脏在人体的主要功能是代谢、解毒,无论人在活动中还是睡眠中,肝脏一直处于运转状态。然而睡眠的时间是肝脏的修复时间,如果睡眠不足,就会导致肝脏的修复受影响,损伤肝细胞。但在病症方面,肝脏通常没有太大的疼痛感觉,以致很多患者直到肝病晚期才会发现。

除了熬夜还有哪些行为会损害肝脏呢?

1. 过量脂肪摄入。
2. 过量饮酒。
3. 营养失衡。
4. 工作压力过大,精神紧张。
5. 久坐不动。
6. 药物性肝损伤。

如何知道肝脏是否健康呢?

目前肝脏的检查主要分为实验室检查和影像学检查。其中血液肝功能检查是最基本的检测项目之一,其能探测肝脏有无损害及损害程度、查明肝病原因、判断预后和鉴别黄疸的类型等。需要注意的是,肝功能检查是诊断肝胆系统疾病的一种辅助手段,如果要对疾病做出精准的诊断,还必须结合患者病史、体格检查及影像学检查等，进行全面综合分析。

肝功能检查主要分为以下四类。

1. 反映肝实质损伤的指标

主要包括血清丙氨酸氨基转移酶（ALT）、天门冬氨酸氨基转移酶（AST）、血清碱性磷酸酶（ALP）、γ-谷氨酰转肽酶（GGT）等。其中ALT是最常用的敏感指标，当1%的肝细胞发生坏死时，血清ALT水平即可升高1倍。AST也是反映肝炎的指标，且AST与ALT比值对判断肝炎的转归特别有价值。GGT增高是诊断酒精性肝损伤较敏感的指标。

2. 反映肝脏合成功能的指标

主要包括清蛋白、前白蛋白、血清胆碱酯酶及凝血酶原时间等。当补充维生素K不能纠正这些指标时，说明正常的肝细胞逐渐减少，肝细胞合成功能变差，储备功能减退。

3. 反映肝脏纤维化的指标

主要包括Ⅲ型前胶原、Ⅳ型胶原、透明质酸、层粘连蛋白等，这些指标可以协助诊断肝纤维化和早期肝硬化。

4. 反映肝脏胆红素代谢及胆汁淤积的指标

主要包括总胆红素、直接胆红素、间接胆红素、血清总胆汁酸等。肝细胞变性坏死、胆红素代谢障碍或者肝内胆汁淤积时，可以出现上述指标的升高。这些指标的改变也有助于判断黄疸的类型。

医生有话说

在这忙碌的生活中，让我们也给肝歇歇的机会，养成良好的作息、饮食习惯，别让"爆肝"真的在某天成为现实。

沈让

别让运动后的检测指标再扎你的心

健身达人王女士，单位健康体检时，发现肌酸激酶偏高（CK 462 U/L），天门冬氨酸氨基转移酶偏高（AST 88 U/L），王女士内心很纠结，随后做了全身检查，都很正常，只是虚惊一场。

现在越来越多的人投入到了健身的队伍，跑步、瑜伽、快走、骑行、跳健身舞等有氧运动成为人们的新宠，适量的运动可以锻炼心肺功能，增加循环系统功能，燃烧脂肪。可是你知道吗？人们运动后，血液中的有些检测指标会发生波动，就像上面的王女士体检时就遇到了这样的小麻烦。

运动后哪些指标会有生理性改变？

运动后由于汗液丢失、脂肪消耗、肌肉细胞破坏、激素改变等，会造成血液和尿液中的一些检测指标发生增高或者降低（表4-1）。

表4-1　运动对部分检验指标的影响

血液指标	运动后生理性改变
血红蛋白（Hb）	
红细胞（RBC）	
白细胞（WBC）	
血小板（PLT）	
乳酸（Lac）	增高
丙酮酸（PEP）	
乳酸脱氢酶（LDH）	
肌酸激酶（CK）	
高密度脂蛋白胆固醇（HDL-C）	

表 4-1（续）

血液指标	运动后生理性改变
谷丙转氨酶（ALT）	增高
谷草转氨酶（AST）	
生长激素（LH）	
尿素（UREA）	
肌酐（CREA）	
总蛋白（TP）	
葡萄糖（GLU）	降低
白蛋白（Alb）	
胆红素（BIL）	
钾（K）	
甘油三酯（TG）	
尿液指标	运动后生理性改变
尿酮体（KET）	增高
pH 值	
尿蛋白（PRO）	

如何区分检测指标是生理性改变还是病理性改变呢？

由于运动造成检查指标的生理性改变，一般波动在 ±40% 以内，并且停止运动 2 ~ 3 天即可恢复正常。当检测指标比参考范围翻倍增长时，就必须要找专业医生进行鉴别诊断，防止由于过度运动造成身体脏器损伤。

如何避免运动因素对检验结果的影响呢？

为了避免运动因素对检验结果的影响，一般建议检验前 2 天内尽量避免剧烈的运动，采血前不要长距离行走、跑步或爬楼，在休息 15 ~ 20 分钟后再采血。

医生有话说

　　适当的运动让人神清气爽，身体健康，但是要量力而行，防止运动过度产生的不良后果。一旦发现身体不适，或者是检测指标有问题，请及时联系专业医生帮您鉴别诊断。

潘玥

患者如何读病理报告?

"每个字都认识，放在一起怎么一下就糊涂了？一点也不明白什么意思！"患者小王拿着刚取到的病理报告困惑地走进了病理科。"好吧，咱们来说说怎么看病理报告。读懂病理报告可是门大学问呢！"李医生笑呵呵地接待了他。

什么是病理报告?

病理报告通常分为两种：①快速冰冻病理报告，指手术过程中取下病变的部分组织，立即送至病理科经快速冰冻制片，由病理医生在显微镜下观察，30分钟内将结果告知手术医生，以便于判断切除范围的病理报告。通常用于对肿瘤患者肿块的良恶性进行诊断。②常规病理报告，指将手术或检查过程中从患者体内取下的组织进行规范处理后，根据疾病情况对疾病进行确诊，并为临床后续治疗提供信息的病理报告。

病理报告包含哪些内容?

1. 基本信息：患者信息和送检信息。

2. 肉眼所见：送检组织的部位、形状、大小等。

3. 病理诊断：病理科医生会给出一个专业的诊断，以判定标本的性质，可以有一项，也可以有多项描述。如果结果是恶性，医生会根据对切片的观察，确定该恶性肿瘤的严重程度。还会对某些疑难病理提出可供参考的报告结果或者提出有助于确定诊断的下一步检查，比如需要相关的免疫组织化学检查或分子病理检查。这部分的内容比较难懂，常常需要咨询病理医生或临床专科医生。

常见诊断术语怎么读?

1. 炎症：特异性炎症是指由特定致病因素引起的疾病，如结核、梅毒等;

非特异性炎症是指由一般病原体或理化因素引起的病变，常见于鼻咽黏膜、胃肠黏膜、子宫颈黏膜等处的慢性炎症。

2. 肿瘤：肿瘤分良性肿瘤、恶性肿瘤及交界性肿瘤。按照组织来源又分为上皮源性和间叶源性肿瘤：上皮源性肿瘤如果是良性的一般称为瘤，如腺瘤、乳头状瘤；如果是恶性的即为癌，如鳞状上皮细胞癌。间叶源性肿瘤良性的也称为瘤，如脂肪瘤等；恶性的称为肉瘤，如脂肪肉瘤、滑膜肉瘤。

3. 分化：简单地说就是瘤组织的成熟程度，一般分为以下几种：①瘤细胞分化越接近正常细胞，则越成熟，通常称为高分化，或称为1级。②如果瘤细胞分化太差，极不成熟，但仍保留某些来源组织的痕迹，则称为低分化，或称为3级。③介于两者之间的称为中分化，或称为Ⅱ级。分化越高，其成熟度越好，预后相对好；相反，分化越低，其成熟度越差，预后差。

4. 非典型性增生（异型增生）：是上皮细胞由于长期受慢性刺激出现的不正常增生。在胃黏膜、肠道、支气管、宫颈、乳腺等病变有异型增生时均要注意。级别越高，发展为浸润癌的机会越多。

5. 报告中，如出现"考虑为""倾向于""提示为""可能为""不排除"等字样时，常常提示需要继续进一步的检查或者进一步的分析，在病理诊断上有一定的疑虑需要解决，需要临床主管医生、患者与病理医生共同探讨下一步的解决方法。

医生有话说

病理报告内容丰富，而且使用专业术语，并因学科发展术语更新迭代很快，寥寥数语常常蕴含很多意义，请患者拿到病理报告后一定及时到临床医生处就诊。如果对病理报告中任何内容有疑虑时，一定要及时到病理科咨询或电话联系病理报告下方的审核医生，千万不要延误病情。

李岩

病理报告中"高级别"、"低级别"与"高分化"、"低分化"是一回事吗？

一天，王先生拿着病理报告神色慌张的来到病理科，他的肠癌病理报告显示肿瘤是高分化的，王先生怀疑自己的肿瘤是恶性程度特别高，这个高分化究竟和肿瘤的恶性程度有怎样的关系？

其实，不少患者拿到自己的病理报告时，会对病理报告中肿瘤细胞高级别、低级别、高分化、低分化产生疑问，它们是一回事吗？有什么意义呢？

病理报告中肿瘤细胞高级别、低级别与高分化、低分化是同一个概念吗？

不是同一个概念。

肿瘤细胞起源于正常细胞，病理医生使用"分化"一词描述肿瘤细胞和周围正常健康细胞之间的形态差异，与正常细胞形态相似的就是分化好，与正常细胞形态差异越大分化就越低。简单讲就是细胞长得越不像正常细胞它的分化就越低，恶性程度就越高。

肿瘤"分级"是根据显微镜下肿瘤细胞的外观进行的分类系统，分化越高的细胞分级越低，恶性程度就越低；反之，分化越低的细胞分级越高，恶性程度就越高。

肿瘤分化越好、级别越低预后就一定好吗？

不一定哦！对于不同肿瘤来说，有时肿瘤的分化和患者预后并不一定有直接关系，低级别肿瘤往往生长更缓慢，扩散到身体其他部位的速度就慢。而高级别肿瘤黏附性差，生长更快，更容易发生转移。例如从治疗上讲，某些分化程度低的细胞对于放化疗反而更加敏感，因此，并不是所有高分化肿瘤的预后都好于低分化肿瘤。

医生有话说

肿瘤细胞的分化程度和级别只是在一定程度上对预后起到了提示作用，并不能全面说明肿瘤患者的病情，还需要病理医生和有经验的肿瘤专科医生全方面判断。

邢炜

为什么要做"免疫组化"？

一天程序员小王在洗澡时，无意间发现胳膊上有一个凸起的褐色包块，不痛也不痒，他心想反正也不碍事，就没处理。可是一个星期后，包块突然变大了，他有些害怕地来到医院，医生建议切除包块，做病理检查。一周后小王拿到病理报告，上面写着"梭形细胞肿瘤，建议免疫组化染色进一步诊断"。

什么是免疫组化？

我们知道，患者的手术切除或活检组织送到病理科后，会经过一系列的处理，切片、染色，以方便病理医生通过显微镜对组织形态进行观察，从而做出病理诊断。大部分病例都可以通过常规病理切片做出诊断，但有一些病例仅仅通过形态观察无法做出正确诊断，这时我们就需要通过免疫组化等方法进一步分析。

免疫组化是一项常用的技术手段，是免疫组织化学的简称。顾名思义就是利用免疫学方法对组织进行标记，再用化学方法染色。简单来说，就是通过抗原－抗体反应标记组织中的蛋白。

免疫组化的目的有哪些？

1. 用于诊断及鉴别诊断，如淋巴瘤的诊断大部分需要借助免疫组化。

2. 转移瘤原发部位的确定。

3. 一些肿瘤的分子分型，如乳腺癌及子宫内膜癌的分子分型均需要借助免疫组化。

4. 肿瘤的治疗。如乳腺癌，当激素受体表达时，就可以应用内分泌治疗；当人表皮生长因子受体（HER-2）免疫组化显示 3+ 时，就可以应用靶向药物妥珠单抗。

做免疫组化还需要重新做一次手术吗?

不需要,免疫组化只需要在原来手术或活检的标本制片基础上进行,不需要重新取样本。

做完免疫组化就能明确诊断吗?

不一定确诊,首先,免疫组化试剂是一系列的抗体,目前已有的免疫组化抗体有上百种,对于一些常见的肿瘤,可能通过几个抗体组合就能明确诊断,如胃肠道间质瘤,通过一组免疫组化(CD117,DOG-1,CD34,SMA,Desmin,S100)就能明确是否为胃肠道间质瘤。而对于一些疑难病例,可能需要几轮免疫组化染色才能明确诊断。如一些原发部位不明的转移性低分化癌,首先需要通过一组抗体(如 CK7,CK20,CK8/18,P63,P40,syn,CgA 等)明确是鳞状细胞癌、腺癌还是神经内分泌癌,然后再根据第一轮的免疫组化结果,再加染第二轮的免疫组化(如 GATA-3,PAX-8,PSA,TTF-1,NapsinA 等)看是否能明确肿瘤原发部位。

其次,对于一些特殊病例,可能仅仅通过免疫组化染色方法仍然无法明确诊断,还需要借助其他手段,如通过分子检测及特殊染色来进一步诊断。

医生有话说

免疫组化是辅助进行疾病诊断与治疗的一种检测方法,不代表疾病的性质,不需要另取组织,免疫组化完成后会有一份新的病理报告发出。

逄红娟

一份标本分送两家医院病理科检查，会不会更准确一些？

最近，小王乳腺上长了一个小瘤子需要去医院做手术，在术前谈话时医生提到切下来的肿瘤标本要送病理检查，以明确肿瘤有无恶变，如果有恶变，就必须抓紧进行下一步治疗。听了医生的话小王就琢磨上了：病理诊断这么重要，万一误诊了，后果岂不是很严重？要不跟医生要求一下，把切下的肿瘤标本分成两部分，一部分送本院病理科、另一部分送另一家医院病理科，这样最后会得到两份病理结果，给准确诊断来个双保险。

对于疾病确诊来说，"双保险"真的保险吗？

其实不然，病理标本，尤其是肿瘤标本，取材部位稍有差别，就有可能造成截然不同的诊断，甚至误诊。要知道，肿瘤病理诊断的目的主要有以下几个：①明确肿瘤良恶性；②提示病因；③确定病变范围，评估是否切净；④判断肿瘤分级分期，预测预后；⑤指导后续治疗，包括靶向治疗。如果把数量有限、取材不同的肿瘤标本送至不同医院，病理医生就无法对送检的肿瘤标本进行全方位评估，最终会导致漏诊、误诊。

还是以乳腺肿瘤为例，如果每家病理科只拿到部分标本，就可能出现以下诊断困难。

1. 如果肿瘤是恶性的（如癌）或交界性的（如异型增生），或者乳腺癌保乳手术时，病理医生要对标本切缘进行观察、评估。如果切缘有残留，则需要临床医生扩大切除，以防止肿瘤复发。这时，如果标本不完整，病理医生不能确认切缘，则不能做出准确诊断。

2. 乳腺癌的分级与肿瘤大小有关，而不同级别的乳腺癌预后不同，临床治疗的方法也不同。如果标本不完整，不可能准确确定肿瘤大小。

3. 乳腺原位癌出现浸润，浸润灶小于 1 mm 为微浸润，术后大多可不再进行化疗；放疗，而大于 1 mm 则为乳腺浸润性癌伴原位癌，要按浸润癌处理，标本不完整没法评估。

肿瘤不同部位组织和细胞的形态可能不一样、生长增殖活性不一样、分子和蛋白表达也不一样，这就是肿瘤异质性。肿瘤的发生大多有一个从良性到恶性变化的过程，在某个时间点上就表现为肿瘤不同区域显示出不同增殖活性，比如某个区域还是良性，但另一区域则已经癌变。假如这两部分区域恰好被分送到两家医院，则可能出现良恶性完全相反的病理报告。

病理标本分送不同病理科检查，浪费金钱、时间和精力

标本分送两家，所有的病理检查内容都得做两套、出两份费用，浪费自不必说，一旦出现不同诊断就会造成临床确定下一步治疗方案的困难，患者可能就需要往返两家医院病理科，尽量复原标本情况（这几乎是很难实现的），可能还需要请更多病理专家进行会诊，以期得到一份完整、周详的病理诊断报告。这就需要花费相当的时间、金钱和精力，为患者及患者家属、家庭带来极大负担。

医生有话说

病理标本分送两家医院做病理检查的做法是错误的。患者或家属如果实在不放心，可以在病理科完成病理诊断后，持患者有效证件到病理科办手续借出全部病理切片，再带齐患者病历资料及影像检查资料，到其他医院病理科进行病理会诊。

姚晓香　付静

扫一扫观看视频
《一份标本分送两家医院病理科检查，会不会更准确一些呢？》

如果宫颈 TCT 结果与宫颈活检结果不一致，该怎么办？

最近张女士在 3 个月前体检过程中做了宫颈癌液基细胞学筛查（TCT），几天后拿到体检报告，报告显示查见非典型细胞，建议 3 ～ 6 个月复查。张女士遵医嘱 3 个月后再次来到妇科门诊就诊，并做了阴道镜活检，随后的病理报告显示为慢性宫颈炎。张女士产生了疑惑，为什么两次结果不一致呢？

TCT 与宫颈活检是同一种检查吗？

不是同一种检查。TCT 属于宫颈筛查的一种，也叫液基细胞学检查，是在宫颈和阴道壁表面刷取细胞做检查。取得的细胞样本制成超薄细胞学涂片，由病理医生在显微镜下观察，出具病理报告。TCT 检查和宫颈活检不一样，前者只是做一个简单的筛查，是不能完全确定病情的；而后者是在可能发生癌前病变的部位取组织，做组织学检查，来最终确定宫颈状况。

如果宫颈 TCT 结果与宫颈活检结果不一致，该怎么办？

TCT 属于无创的宫颈癌筛查技术，而宫颈活检一般多数都是在宫颈筛查存在问题后才做。宫颈活检为组织检查，对疾病诊断的准确度要比 TCT 高，被临床医生视为疾病检查的金标准，因此，当宫颈 TCT 结果与宫颈活检结果不一致时，多数情况下更倾向于采信宫颈活检结果为准。但同时，因为 TCT 为无创检查，具有取样方便等优势，可以用于随访监测，如果 TCT 结果持续阳性，此时临床医生会结合 HPV 检测结果为患者制定相应的随访策略，加强随访管理。

医生有话说

如果宫颈 TCT 结果与宫颈活检结果不一致，应以宫颈活检诊断为准，同时，利用液基细胞学检查（TCT）的优势，加强随访。

冷慧

哪些癌症是因为感染而得的？

张女士父亲去年患膀胱癌做了手术，最近她母亲又查出了卵巢癌，张女士夫妻俩除了忙着安排父母就医治疗的各项事务外，心里还产生了一个很大的忧虑：他们家是三代同堂，现父亲、母亲先后患癌，会不会是因为癌有传染性？ 如果癌症会传染，那他们家其他人，尤其是孩子会不会也被传染得上癌？是否需要在家中进行隔离？带着这样的担忧，张女士来到病理科进行咨询。

癌症到底会不会传染？

其实，癌症本身不具有传染性，但有些致癌病原体具有传染性。

让我们先来简单了解一下癌症发生的过程：在某些外界因素（物理、化学、生物因素等）的刺激或诱导下，机体细胞内的原癌基因被活化、抑癌基因失去功能，导致原本正常生长的细胞疯长不死、数量极度增多，进而变成肿瘤。我们需要了解的另一个知识：一个人的细胞（正常的或癌变的）在另一个人体内就是异物，会被宿主免疫系统识别并清除。所以癌细胞不会通过从一个人体内到另一个人体内的方式传播，癌症患者家人在与癌症患者接触的过程中并不会出现被传染而发生癌的情况。

虽然癌症不会像传染病一样通过空气、体液、物表在人群中传播，但确实越来越多的研究证明了某些癌症与病原体感染有关。目前比较明确的致癌病原体：①四种病毒：肝炎病毒［主要是乙肝病毒（HBV）和丙肝病毒（HCV）］、人乳头瘤病毒（HPV）、人类疱疹病毒Ⅳ型（HHV-4，又称EB病毒，EBV）以及艾滋病病毒（人类免疫缺陷病毒，HIV）；②一种细菌：幽门螺杆菌（Hp）。

与感染有关的癌症有哪些？

宫颈癌：高危型HPV感染是发生宫颈癌的主要原因，约70%的宫颈癌与HPV-16和HPV-18这两个病毒亚型有关。几乎所有宫颈鳞癌都是HPV

相关的。HPV 病毒感染还与肛门癌、外阴癌、咽喉癌的发生密切相关。

肝癌：乙肝病毒、丙肝病毒感染是肝癌的一个重要病因。中国肝癌发病率高与中国人的乙肝病毒感染率居高不下有关；在西方，肝癌的发病率主要与丙肝病毒有关。随着乙肝疫苗和丙肝疫苗的普及，肝癌的发病率有所下降。

EB 病毒相关肿瘤：包括鼻咽癌、伯基特淋巴瘤、霍奇金淋巴瘤、胃癌、结直肠癌等。EB 病毒是第一个被发现的致癌病毒，其相关癌症病例占所有癌症病例的 1.5%。EB 病毒会袭扰人们的免疫系统，导致发生淋巴瘤和上皮癌。免疫力低下的人群、长期服用免疫抑制剂的患者，EB 病毒感染机会增大。

胃癌（包括胃淋巴瘤）：与 Hp 感染密切相关。Hp 感染是目前唯一有明确致癌作用的细菌感染。研究发现，有 Hp 感染的患者胃癌发生率比正常人群高 2.7 ~ 12.0 倍。世界卫生组织下属国际癌肿研究机构 1994 年就宣布 Hp 是人类胃癌的 I 类致癌物。采取根除 Hp 的治疗方法能有效阻断大部分胃癌或胃淋巴瘤的发生。

卡波西肉瘤：HIV 感染所致。HIV 存在于感染者的各种体液中，其中以血液、精液、阴道分泌物中浓度最高。HIV 主要攻击人的辅助 T 淋巴细胞，导致人体免疫组缺陷，进而罹患一系列包括恶性肿瘤在内的疾病（被称为艾滋病），死亡率高。

医生有话说

癌症不传染，但少数癌症跟感染有关，如宫颈癌、肝癌、EB 病毒相关肿瘤、卡波西肉瘤等与相应病毒感染有关，胃癌（胃淋巴瘤）与幽门螺杆菌感染有关。预防感染、防癌筛查、锻炼身体提高免疫力能有效防止和阻断这类癌症的发生。

付静

磁共振检查为何不能带金属物品进入？

张女士陪同家里老人做磁共振检查，在检查完毕时由于张女士着急去搀扶老人，顺手把不锈钢饭盒带入了磁共振检查室，然后饭盒飞速地从老人耳边擦过冲向机器并牢固地吸附在了机器上，后来大家齐心协力才把饭盒取下来，值得庆幸的是整个过程中没有造成任何人员伤亡。其实金属物品进入磁共振检查室还是很危险的。

什么是磁共振检查？

磁共振检查，简称 MRI，它是通过外加磁场对人体组织进行成像，在检查过程中没有辐射，不会对人体产生不良影响。

磁共振成像最突出的优点就是软组织分辨力高，比如对肌肉、肌腱、脂肪、脑灰质及白质等，可行轴、冠、矢及任意倾斜层面的多方位成像、多参数成像，可明确病变的位置、形态、信号、范围以及与邻近组织的关系等，因此磁共振检查在病变的定位、定量和定性方面有着独特的优势。

为什么不能带金属物品进入磁共振检查室？

磁共振检查机器相当于一个巨大的磁铁，磁共振检查室就是一个高场强的空间，在这个空间中，磁力线是均匀分布的，如果患者身上携带有铁磁性的金属物品，磁力线就会变得不均匀或者局部被消磁，最终影响图像的质量；而且如果患者及陪检人员身上携带的铁磁性物品在磁体强大的吸引力作用下飞速地投射到磁体上时，可能就会造成人员伤亡或者机器损坏。

哪些人群不适合做磁共振检查？

绝对不能做 MRI 检查的人群：

1. 带有心脏起搏器、神经刺激器、人工金属心脏瓣膜等患者。

2. 带有顺磁性血管夹的患者，如动脉瘤夹（非顺磁性如钛合金除外）。

3. 有金属假肢、金属关节、体内铁磁性异物的患者。

4. 3 个月内的早期妊娠者；重度高热的患者。

遵医嘱提前采取一些措施后，可以做 MRI 检查的人群：

1. 体内有金属异物（金属植入物、假牙、避孕环）、胰岛素泵等患者（如必须进行磁共振检查，应慎重或取出后再行检查）。

2. 危重患者需要使用生命支持系统者。

3. 癫痫患者（应在充分控制症状的前提下进行磁共振检查）；幽闭恐惧症患者（如必须进行磁共振检查，应在给予适量镇静剂后进行）。

4. 不合作患者（如儿童，应在给予适量镇静剂后进行）。

5. 孕妇、婴儿等（应征得医生、患者及家属同意后再进行检查）。

医生有话说

　　检查事小，安全事大。所以，谨遵医嘱，磁共振检查时切忌带金属物品进入检查室，以免造成人员伤亡。

杨晓燕

放射科辐射那些事儿

老王最近经常头疼，根据老王的症状表现，医生决定让老王先做一个头颅电子计算机断层扫描（CT）检查，当老王来到放射科的时候，看到 CT 室的门上有一个大大辐射标识，老王心里犯了难了，这个检查有辐射，会不会对身体的损伤更大啊？我还要不要继续做这个检查呢？

当我们去医院看病时，医生会根据患者病情做一些相应的检查，其中就包括放射科的各种检查。当患者来到放射科时，看到检查室门上的辐射标志，心里都会有老王的想法；下面我通过三个问题，给大家讲一讲，放射科辐射那些事儿！

放射科都有哪些检查？

放射科的检查主要包括以下几类：普通 X 线摄影、电子计算机断层扫描（CT）、磁共振成像（MRI）、核医学及介入放射学。其中，X 线摄影、CT、核医学及介入检查是存在不同程度电离辐射的，磁共振检查是没有电离辐射的。

放射科这些检查会不会带来辐射危险？

放射科检查是有辐射危害，但都在正常可控范围之内。在我们日常生活中，无时无刻不存在电离辐射。比如机场、地铁安检仪，家庭装修用的建筑材料，水、食物、空气、土壤以及宇宙射线都含有微量的放射性元素。这些自然生态的辐射线，就像空气一样存在人类的生活空间里。有研究表明，只有遭受 100 mSv 以上的辐射量，人体患癌的概率才会有比较明显的增加，而我们的放射检查辐射剂量远远低于 100 mSv，并且在做检查的同时进行了放射防护，更进一步减少了辐射的范围。

做放射科检查的辐射对人体危害究竟有多大呢？

下面大家可以通过表4-2来了解一下放射检查的辐射剂量到底有多少。

表4-2 显示是放射检查剂量与天然本底辐射剂量时间的比较，例如做一次 CT 头部检查，相当于天然本底辐射照射 8 个月。

表 4-2　不同项目的放射检查剂量与天然本底辐射剂量时间的比较

检查项目	放射检查项目剂量	与自然本底辐射剂量照射时间
CT 检查：头部	2 mSv	8 个月
CT 增强检查：头部	4 mSv	16 个月
CT 检查：脊柱	6 mSv	2 年
CT 检查：胸部	7 mSv	2 年
CT 检查：肺癌筛查	1.5 mSv	6 月
胸片	0.1 mSv	10 天
口腔 X 片	0.005 mSv	1 天
CT 冠脉血管造影	12 mSv	4 年
CT 检查：腹部、盆腔	10 mSv	3 年
CT 增强检查：腹部、盆腔	20 mSv	7 年
备餐灌肠	8 mSv	3 年
上消化道钡餐造影	6 mSv	2 年
脊柱 X 线摄影	1.5 mSv	6 个月
四肢 X 线摄影	0.001 mSv	3 小时

看了上面这张详细的表格，相信大家便心中有数了，与其他已经明确的致癌因素相比（如吸烟），医疗辐射有害的风险极低。

医生有话说

　　当我们来到放射科检查时，大家不用过于担心辐射问题，因为我们放射科检查设备都是符合国家标准要求，并有专业机构定期来检测辐射剂量的；并且在检查过程中，也会给病人做相应的防护准备。对于疾病诊断，放射辐射损伤远远小于诊断疾病的价值，所以大家可以放心的在放射科做检查。

于巍伟

当医生告诉你需要做增强 CT 时，你害怕吗？

张阿姨有多年的胃溃疡病史，最近疼痛加重了，临床医生检查后建议做一个腹部增强 CT 检查，但是张阿姨说她在两周前体检的时候做过一次普通 CT，张阿姨对医生的建议产生了异议，我已经做了 CT 检查，为什么还让我做增强 CT 检查？什么是增强 CT 啊？听说做增强 CT 要给我打造影剂，造影剂是什么？造影剂有没有副作用，安全不安全？下面，我们针对以上问题，简单说一说增强 CT 检查和造影剂的那些事儿。

做了普通 CT 后，为什么还要做增强 CT？

普通 CT 一般能够发现一些常见病变，但不能或不易发现某些部位的一些隐匿性病变，对一些恶性病变不能准确地判断病灶的数量和范围等；这时就需要再进行增强 CT。增强 CT 是经静脉注入含碘造影剂，造影剂会随着血液循环，在 CT 图像下清楚显示组织血流和病变情况，以帮助鉴别疾病的良、恶性，亦可提高对病灶的定性能力。对于已经确定的恶性肿瘤，补充增强 CT 还可以提高肿瘤分期的准确性，或判断肿瘤手术切除的可能性。

造影剂是什么？

以医学成像为目的，将某种特定物质引入体内，以改变机体局部组织的影像对比度，这种引入的物质被称为"造影剂"。通常我们使用的造影剂是含碘造影剂。

造影剂有没有副作用，安不安全？

通常增强 CT 使用的碘造影剂，有一定的副作用，但有副作用并不代表不安全，其最主要的成分是碘，现在常用的为非离子型碘造影剂，通常情况下相当安全，但也有极少数人由于体质、疾病、用药等原因在使用后可能出现一些不良反应。比如呕吐、皮肤瘙痒所以在做增强 CT 之前医生都会对患者进行评估，让患者签署碘造影剂知情同意书，排除碘造影剂禁忌，尽量保证患者的安全。

哪些人不适合做增强 CT 检查呢？

处于甲状腺功能亢进期尚未治愈者不能使用含碘造影剂；糖尿病肾病病人使用碘造影剂时要先咨询内分泌科医生或者肾病专科医生，然后才能做增强 CT 检查；对碘剂过敏者或海鲜过敏者做增强 CT 检查需要慎重。

增强 CT 前后需要做什么准备呢？

做增强 CT 检查前应空腹 3 ~ 4 小时；腹部检查前 10 ~ 15 分钟需提前喝 500 ~ 1000 mL 温水；高血压患者需口服降压药控制血压；年老体弱患者需家属陪同。

一般情况下，碘造影剂注入体内后，24 小时左右就会通过肾脏和消化道排出，所以检查完之后医生会交待多喝水，以加速碘造影剂的排泄。

注射造影剂会有哪些不良反应？

有些患者偶有迟发性不良反应，多发生在造影剂注射后 1 小时至 1 周内，类似于其他药物引起的瘙痒、皮疹等皮肤反应，通常不治而愈或仅需要简单的支持性治疗；少数注射碘造影剂后可能出现恶心、呕吐、荨麻疹、支气管痉挛、喉头水肿、低血压等症状，所以检查完之后医生会交待至少留观 30 分钟。

医生有话说

增强 CT 检查在临床疾病诊断中起到非常重要的作用，它可以提高病灶检出率，尤其是发现平扫不容易检出的病灶以及小病灶，并可以提高定性诊断能力，即确定病变良恶性；也可以提高肿瘤分期准确性，判断恶性肿瘤手术切除的可能性以及治疗后疗效评价；在鉴别血管源性病变中，通过增强扫描可以明确区分血管源性病变与周围强化不明显的软组织病变或淋巴结进行鉴别。虽然增强CT检查有很多优势，但是对造影剂过敏人群要避免做此项检查。

于巍伟

刮"钼"相看——乳腺钼靶筛查的必要性

李女士今年 32 岁，无意中发现自己一侧乳房有硬结，医生建议李女士做一下乳腺钼靶检查。但是，李女士对钼靶检查有不少顾虑："听说乳腺钼靶有辐射，而且夹的还很疼""做钼靶的时候需要袒露胸部，感觉暴露隐私呢"，反复心理斗争后李女士还是遵从医生的建议，做了钼靶检查，结果发现确实有肿块，并且伴有可疑恶性的钙化。接着，李女士又完善了乳腺超声和磁共振检查，最终决定手术切除，病理证实为早期浸润癌。

什么是乳腺钼靶检查？

乳腺钼靶检查是一种低剂量乳腺 X 线摄影检查，它利用软射线穿透乳腺软组织，达到对乳腺内组织进行诊断的目的，它能清晰地显示乳腺各层组织，发现乳腺多种良恶性病变，尤其是可观察到 0.1 mm 的微小钙化，是早期发现和诊断乳腺癌最有效和最可靠的检查方法。

乳腺钼靶检查有哪些优势？

1. 操作简单安全，比较经济，辐射剂量小。

2. 为无创性检查，痛苦相对较小，不受年龄及体形的限制，留取的图像可供前后对比。

3. 对微小钙化灵敏度高，可发现 0.1 mm 的微小钙化点及钙化簇，因此对伴有可疑恶性钙化的早期乳腺癌的诊断敏感性及特异性高。

哪些人群适合做乳腺钼靶检查？

女性乳腺疾病普查；有乳腺癌病史及家族史者；有乳腺肿块、乳腺皮肤异常改变（皮肤增厚、皱褶、凹陷或皮肤质地改变）、血性乳头溢液、乳头凹陷、乳腺局部疼痛或肿胀、腋窝淋巴结肿大者；乳腺超声或其他相关检查发现乳腺异常者。

乳腺钼靶检查注意事项有哪些?

1. 检查最佳时间为月经后 1 ~ 2 周。

2. 检查前需要除去颈部的首饰及腰部以上的衣物，充分暴露双乳及腋窝。

3. 患者通常取立位，乳腺头尾位和斜位是常规投照位置，一般进行双侧乳腺摄影以利于对比。检查时患者需站在乳腺钼靶机前，由医生将其乳房放置在托板上，并轻轻向外牵拉乳房组织远离胸壁，然后操作压迫板缓慢压迫并曝光。检查时夹板会压迫乳房并伴有轻微的不适和疼痛，患者应尽量理解并予以配合，且保持放松状态。

医生有话说

乳腺钼靶检查主要用于乳腺疾病的普查及乳腺癌的早期发现和早期诊断，建议广大女性同胞们定期检查，从而做到早发现、早诊断、早治疗，从而降低乳腺癌的死亡率。

杨晓燕

医生为何总让患者去放射科做检查，是过度医疗吗?

张大姐是一位 53 岁的女性，近日感觉鼻痛、面痛，伴面部麻木感，鼻内镜显示右侧鼻腔肿物。医生又申请了 CT 检查，CT 发现右侧鼻腔确实有一新生物，虽然尺寸很小，但是肿物却不是来自鼻腔，而是来自比鼻腔更深的地方——翼腭窝。翼腭窝可以理解为"一个四通八达的内陆要塞"，此地位置很深，里面穿行有面部重要的血管、神经，如果没有做 CT/MRI 检查评估病变范围，手术中可能就会出现肿物切除不完整的事故，既耽误了治疗，还有可能会二次手术。最终此患者手术病理结果为腺样囊性癌。

放射科检查如何帮助诊断疾病?

疾病的诊断、分期、治疗及手术方案的选择，都离不开影像学的评估，尤其是恶性肿瘤的累及范围、是否伴有远处淋巴结转移等，都需要放射科来完成，如文中的张大姐。再比如，有的肿瘤患者做了影像学检查发现肿瘤血供丰富，这就提示临床医生在手术之前做好准备，可以先对肿瘤进行栓塞（即阻塞肿瘤的主要供血血管），以防止术中出现大出血。同时影像学检查可以评估治疗效果、恢复程度，以掌握病情的发展，调整治疗方案。

放射科做检查有必要吗?

如上文所说，影像检查对于疾病的诊断等意义重大。对一些血管病变，如心绞痛、脑出血、大面积脑梗死、动脉瘤破裂、主动脉夹层、肺栓塞等随时引起生命危险的急症、重症，需要放射科立刻检查、诊断，并立即在相关科室展开救治。国家对于各类疾病都有明确的诊疗流程，一些必要的影像学检查是符合国家相关规定及疾病诊断指南的，是有根据的、是合理的。

医生有话说

对于一部分疾病，放射科检查合理且必要，有时候一次检查并没有解决问题，需要进一步做增强 CT 检查（即静脉注射造影剂）或者 MRI 检查，这关系到疾病的诊断、病程的评估、治疗方案的选择及疗效的评价。广大患者要谨遵医嘱，以免小病拖成大病，耽误治疗。

杨咪

超声检查知多少

50 周岁的出租车司机老王右肩膀受风了，痛的抬不起来，准备去医院看看，与他同行的还有经常头晕的父亲，反复腰疼的母亲。老王给自己挂了骨科，给父亲挂了神经内科，给母亲挂了泌尿外科。结果，三个人分别看了医生后都到超声诊断科集合了。老王一看三个人的超声申请单，一个是检查肩关节，一个是检查颈动脉，一个是检查泌尿系统，不禁笑了，对超声医生说："我以为超声检查只能看胎儿发育呢，没想到超声啥都能查呀！"

什么是超声检查呢？

实际上超声检查是利用声波遇到障碍物回弹的原理来检查身体内各个组织器官。就跟我们在山谷中呐喊听到回音是一样的道理。它在人体内传播，并在遇到不同组织后产生不同的回声，反射回来。超声探头发射、接受回波后，经计算机处理，以波形、曲线或图像的形式显示和描记出来，超声医生根据图像的特征对疾病做出诊断，这就是超声检查。

超声检查的优点有哪些？

超声检查的优点是无痛苦、无损害，检查方便，图像直观，动态实时，显像清晰，故深受临床医生和患者的欢迎。它与 X 线成像、磁共振成像和同位素扫描一起被认为是现代医学的四大影像诊断技术，互为补充。

超声可以检查哪些部位呢？

超声检查应用极广，基本是从头检查到脚，包括腹部的脏器，如肝、胆、胰、脾、胸腔、肾、输尿管、膀胱、尿道、子宫、盆腔附件、前列腺、精囊；全身的心血管系统；浅表的肌骨关节神经；胃肠道等。除了肺脏和骨骼内部的病变不能检查，其他部位都是可以的。另外，超声还有一些更新的技术，比如血管造影，就是往血管里打点儿药，让药代谢到肿瘤处看看肿瘤的血供情况，通过分析血流状态来鉴别肿瘤性质。还有就是对于肿瘤可以进行超声引导下的穿刺，同时能对取出的一些肿瘤组织直接得出病理诊断。超声引导下还可以进行射频、微波、冷冻治疗等。也就是说超声既可以做诊断也可以做治疗。

经过超声检查，老王确诊了肩周炎、肱二头肌长头肌腱炎，老爷子发现了颈动脉多发斑块，但还没到狭窄阻塞的程度，老妈的泌尿系统也没有结石，老王一家高高兴兴拿药去了，超声医生还教育老王说："超声是可以检查男孩女孩，但那是违法的，我们超声医生是绝对不会提前透露天机的。另外，超声仪器是医用设备，超声医生也是必须经过多年正规的医学规范化培训才能上岗，可不是你买个设备在家就能用的呢。"

医生有话说

超声检查是利用声波的物理特性对人体脏器检查并形成图像，让专业的医生进行分析判断得出结论的一门诊断学科。

超声检查在医学上应用非常广泛，除了肺脏、骨骼内部的病变不能检查，其他基本都能检查。而且无创伤、无痛苦、无损害，图像更直观且具有实时动态的特点，深受临床医生和患者的欢迎。

近年来超声技术得到了突飞猛进的发展，超声造影、弹性超声、胃肠超声及超声引导下穿刺活检、置管及各种消融术都在临床得到了广泛应用。

张晓蓉

超声科就诊小"秘籍"

超声检查候诊时医生经常会被问及以下问题"医生，什么时候轮到我呀，我快饿晕了！""医生，能不能给我先检查，我快憋不住了，膀胱要爆炸呀！""医生显示轮到我啦，怎么呼叫的不是我？"……您是否也有过如此的超声检查经历呢——"饿到眩晕、憋出内伤，怎么还没轮到我呀。"简直就是人间"惨案"，怎样才能尽量避免这样的事情发生呢？不要急，请仔细阅读以下超声就诊小秘籍。

哪些超声检查需要空腹？

检查上腹部，如肝脏、胆囊、胆管、胰腺、肾上腺、肾动脉、左肾静脉、腹部血管、腹膜后、上腹部肿块等，需要空腹后检查。一般需要空腹 8 小时以上，空腹前一天避免吃容易产气的、不容易消化的食物，比如说牛奶、豆类、糯米等，否则即便是禁食了，第二天的检查效果也不好。

小秘籍之拒绝饿晕：①检查前自备白开水，饿的时候可以适当喝白开水增加饱感；②如果上午 9 点半以后才能检查，前一天晚上可以晚点进食，或者自备食物，检查结束后可立即进食，避免"饿晕"。③如果糖尿病患者不能耐受低糖，也可以自备糖块以备不时之需。

哪些检查需要充盈膀胱（俗称憋尿）？

检查盆腔、膀胱、前列腺、精囊腺、输尿管下段、下腹部包块、子宫、附件、早孕等，需充盈膀胱。可在检查前 1～2 小时喝水（或各种饮料）1000～1500 毫升，喝水后不要排尿，使膀胱充盈以利于检查。

小秘籍之快速憋尿：①大量喝水，适当的走路，可以快速憋尿。②饮用高糖饮料易产生尿液，糖尿病患者慎用。③尿并不是憋得越多越好，一般憋到有尿意为最好。

哪些超声检查没有特殊要求？

检查甲状腺、乳腺、脾脏、肾脏、心脏、颈部及四肢血管、妊娠中晚期胎儿以及肌骨、神经等时没有特殊要求。

为什么申请单是彩超，图像却是黑白的？

"彩超"是"彩色多普勒超声"的简称，并不能完全等同于彩色图像。现有超声仪器具备多种功能，彩色血流显像只是其中的一种功能，只有在观察血流信号时，才部分显示红色或蓝色。因此，彩超既能提供二维图像的形态学信息，又能提供血流动力学信息，是如今超声诊断的主流。

超声检查时涂在身上的黏黏糊糊的东西是什么，对身体有害吗？

涂在身上的东西叫耦合剂，其成分为水溶性高分子凝胶，作用是使探头与皮肤严密接触，排除探头和皮肤之间的空气，有利于超声波的传导，使图像更清晰。它是水溶性制剂，不会油到衣服，用卫生纸即可擦掉，对人体皮肤无刺激、无过敏、无污染。检查时医生在身上抹来抹去是为了从不同角度把检查部位全看清，每一个手法位置都是医生用心思考的结果。

为什么有的患者超声检查时间短，几分钟就能做完，有的患者检查时间比较长，要几十分钟甚至一小时？

1. 每个人的检查部位及申请单数量不同，时间上自然也会有所区别，如单部位检查时间自然更快，反之多部位检查或者多张申请单会慢些。

2. 每个人病情不一样，有些有问题的需要超声医生细细鉴别、标注并采集图像，有时还需专门测量、重点描述等。一些数据为了保证其准确性有时需要多次测量取平均值，这样检查时间就会相对较长。

3. 一些自身原因也与检查有密切的关系，比如肥胖、体内大量气体干扰或者因昏迷、哭闹或躁动无法配合检查等。

4. 还有一些患者诊断存在疑难时要大家一起讨论、记录，请求上级医生会诊。

明明按照排队顺序轮到我了，怎么又突然叫别人进去检查了，是不是有熟人"加塞"了？

患者病情不一，有些危急重患者首诊医生会开急诊检查，医院会为急危重症患者开通绿色通道，如腹痛、头晕、外伤患者及即将临产的孕妇、婴幼儿等都会根据其病情合理的安排检查，以避免失去最佳抢救及治疗时机，造成严重后果。加上多数情况下超声医生工作量大，缺少与患者进行充分解释的时间，导致很多患者不理解，以为医生是有"熟人"。

胃不舒服不想做胃镜，还可以做胃超声？

胃超声充盈检查是一项很成熟的技术，过程非常简单。特别是对于胃炎、胃部肿瘤（黏膜下肿瘤、外生性肿瘤）、胃溃疡、胃息肉、胃下垂、胃蠕动不良、胃底静脉曲张、十二指肠球溃疡等病变的诊断积累了非常丰富的临床经验。对于胃部疾病尤其胃肿瘤具有较高的诊断价值，且检查灵活、方便，无创伤，无痛苦，费用较低，具有实时动态和可重复观察等优点，可以弥补传统检查方法的不足。

医生有话说

首先，不同医院超声检查流程稍有差别，比如该检查是否需要预约、怎样预约、哪些项目需要预约等，请就诊时关注医院网页相关信息。另外，超声检查具体要求一般会在申请单上注明，请您仔细阅读超声检查申请单。第三，每家医院超声科检查报到方式不同，一般就诊时有两种报到方式，即机器扫码报到和人工报到。并且，医院还设有专门的分诊台，有护士和志愿者及时解答您的疑惑。

焦志欣

扫一扫观看视频
《超声那点事儿》

脑卒中防治的"侦察兵"——脑颈血管一体化超声检查

这些天天气突然变冷了，王大爷有时会感到头痛、头晕、手脚麻木，因为知道自己有高血压、冠心病等基础病，所以不敢忽视，赶紧到医院神经内科就诊，到了医院从医生口中得知自己可能得了"脑卒中"。

如何通过医院检查防治"脑卒中"？

通常在医院的心血管内科或是神经内科检查时医生会开具"颈动脉超声检查和经颅多普勒超声检查"，此两项检查为无创检查，可作为诊断颈内动脉起始段和颅内动脉狭窄、闭塞的筛选手段。颈动脉超声检查可检测颈动脉结构和动脉粥样硬化斑形态、范围、性质、动脉狭窄程度等；早期发现动脉血管病变，为有效预防和减少冠心病、缺血性脑血管病等心脑血管疾病的发病提供客观的血流动力学依据。经颅多普勒超声检查可了解颅内和颅外各血管、脑动脉环血管及其分支的血流情况，判断有无硬化、狭窄、缺血、畸形、痉挛等血管病变；对脑血管疾病进行动态监测。

现在很多医院超声科都开展了"血管超声造影"检查，通过超声造影，可以了解颈动脉斑块是否存在"新生血管"以判断斑块的稳定性，还可以预警"脑卒中"的发生。

平时做的"颈椎超声"是我们所说的"颈椎病检查"吗？

不是。有些患者在做"颈动脉超声检查"时总会提到自己肩颈部不适的症状，但是颈动脉、椎动脉检查的主要目的是了解患者颈动脉和椎动脉粥样硬化病变情况：通过采用多普勒探头，检测获取血管中血流动力学情况，并对血管中血栓和斑块进行测量，为医生诊断和治疗提供依据，从而采取更为科学合理的治疗方案。

脑颈血管一体化超声检查适应证是什么？

1. 正常人群或具有脑卒中危险因素的人群的筛查，以做到早发现、早治疗。

2. 用于脑卒中、短暂性脑缺血发作、可逆性神经功能缺陷、黑蒙等有大脑前后循环障碍者。

3. 对有头晕、头痛、耳鸣、短暂视物不清、一侧肢体感觉异常或无力、言语不清等临床症状患者病因的查找。

4. 用于溶栓、介入或实施颈动脉内膜剥脱术患者手术前后的评估与随访。

5. 不能接受数字减影血管造影术的患者，超声检查是首选方法。

医生有话说

做颈动脉超声检查时无须特殊准备，只要充分暴露颈部两侧即可，注意不要佩戴项链等饰品妨碍检查。在脑超检查时也无须特殊准备，仅需充分暴露两侧"太阳穴"、眼区及颈部等区域，注意不要佩戴眼镜、帽子及项链等饰品。

赵祺

扫一扫观看视频
《脑血管超声检查什么？》

医针解甲忧——甲状腺细针穿刺活检术

最近小明和小美准备步入婚姻的殿堂，两人分别做了全面体检，体检报告显示小明一切正常，而小美的体检结论里却给出了甲状腺左叶实性结节——符合甲状腺结节超声检查评估（C-TIRADS）4C类的结论。二人拿着报告有些看不懂了，于是怀着焦急的心情来到了医院做进一步检查，医生告诉小美，这个结论考虑甲状腺有高度可疑的恶性结节，想要明确结节的性质，需做甲状腺细针穿刺活检术。

什么是甲状腺细针穿刺活检术？

甲状腺细针穿刺活检术是目前鉴别甲状腺良、恶结节的主要诊断技术方法。是在超声引导下，择点定位，用细针在甲状腺结节内部穿刺取细胞和组织，送病理做出诊断。此项技术不仅微创、安全，而且精准、灵敏度高，能够为临床提供明确诊断。

哪些甲状腺结节患者需做甲状腺细针穿刺活检术呢？

当甲状腺超声发现的结节，报告显示呈实性，边缘不光整，纵横比＞1，结节内有细点状强回声，结节血流丰富等，且结论给出4类以上高度怀疑恶性倾向的结节时，需做甲状腺细针穿刺活检术。

甲状腺细针穿刺活检术后有哪些注意事项？

1. 术后留观，穿刺部位用冰袋压迫止血30分钟，然后用超声检查甲状腺内有无明显出血。

2. 注意穿刺伤口处的卫生，不要沾水，避免感染。

3. 术后饮食以清淡为主，尽量吃软质食物，补充营养，以促进穿刺伤口部位愈合。

甲状腺细针穿刺活检术需要超声医生有着精准的穿刺手法和丰富的经

验，这样才能更好地取出病变组织，然后由病理医生根据获取的病变组织和细胞数据做出权威的诊断。小美就是通过做超声引导下甲状腺细针穿刺活检术，被诊断为甲状腺乳头状癌，及时得到了有效的治疗，真所谓是"针辨良恶，医针解甲忧"。

而对于特殊的甲状腺结节也可选用粗针穿刺，如甲状腺淋巴瘤，目的都是为了获取更多的细胞和组织，使得病理结果更为精准。

医生有话说

预防甲状腺结节需要生活作息规律，需要保持愉悦的心情，合理饮食，摄入适量的碘元素。在生活中禁烟、少饮酒，少吃辛辣刺激食物。如拍 X 线片时保护好颈部，避免接触放射性物质。当然还需要定期检查甲状腺超声，尤其是有甲状腺疾病家族史的人群。

李棣华

扫一扫观看视频
《医针解忧——甲状腺细针穿刺活检术》

乳腺结节您莫怕——浅谈超声 BI-RADS 分类

小丽最近工作、生活压力比较大,双侧乳腺总不舒服,摸着像是长了肿块,母亲也有过乳腺结节,还有手术病史,并且又听说现在肿瘤越来越年轻化,更是害怕,赶紧来医院做了超声检查。在检查过程中很是焦虑,不断地问超声医生是不是有结节,医生说没有发现结节,小丽更感到困惑,我摸着有结节,为什么检查不出来呢?是不是医生漏诊了?要不要换家医院再查查?其实像小丽这样的患者不是少数,那为什么会出现这样的情况呢?哪些情况下需要做乳腺超声检查?

当乳房肿物、乳房胀痛、乳头或乳房皮肤的质地或外观发生变化、乳头出现异常分泌物、其他乳腺检查提示异常,以及需要结合乳腺超声判断、孕期无法行乳腺 X 线检查时需要做乳腺超声检查。

摸到"肿块"一定是结节?

当然不是,患者所摸到的"结节"不一定是真长了结节,有可能是局部增生的腺体,这时超声检查是没有结节的,如果检查完不放心,可以结合钼靶或磁共振等影像学检查。

乳腺超声都观察什么?

观察是否存在乳腺结节及其具体大小、形态、方位、内部回声、边界形态和血流等,腋窝是否存在肿大淋巴结,血流信号有无异常。超声医生对整个乳腺超声的描述进行总结,若存在乳腺结节,会描述其乳腺影像报告和数据系统(BI-RADS)分类,来判断结节的良恶性风险。

乳腺结节超声 BI-RADS 分类有哪些?

BI-RADS 0 类:有临床体征但超声没有明确占位。

BI-RADS 1 类:超声没有明确占位。

BI-RADS 2 类：恶性风险 0（单纯囊肿、导管扩张等）。

BI-RADS 3 类：恶性风险 ≤ 2%（纤维腺瘤、小的导管内乳头状瘤、部分增生结节等）。

BI-RADS 4 类：恶性风险 2% ~ 95%(4a：2% ~ 10% 4b：10% ~ 50% 4c：50% ~ 95%)。

BI-RADS 5 类：恶性风险 ≥ 95%，或伴有腋窝淋巴结转移。

BI-RADS 6 类：如病理结果提示乳腺癌，再次超声检查时。

哪些结节需要特殊关注？

BI-RADS 2 类及 3 类结节，良性结节可能性大，建议定期体检观察，而 BI-RADS 4 类及以上结节，需结合临床医生的意见进行针对性处理。

乳腺超声已经做了，为什么还要做乳腺 X 线（钼靶检查）？

乳腺超声通常会和乳腺 X 线（钼靶检查）一起做，乳腺超声缺点为微小钙化的检出率不如乳腺 X 线、较小病变常常不易显示，乳腺 X 线（钼靶检查）对乳腺内钙化尤其是乳腺癌微小钙化的检出率很高，二者结合，可提高疾病的诊断率。

医生有话说

当您摸到乳腺"结节"的时候，首先不要焦虑，可以先做个乳腺超声检查。当超声检查发现结节时，可以根据 BI-RADS 分类的情况定期复查或再做进一步的检查。大家也不用担心超声做多了会对身体产生影响，超声没有辐射，也不存在不良反应，即使多次重复检查也不会影响健康。

周莹

乳腺癌筛查您选对了吗？

王女士焦虑地走进了超声检查诊室，迷茫地问道："医生，我母亲是乳腺癌，我也有乳腺结节，会不会癌变呀？那像我这种情况，应该多久做一次检查呢？"

什么是乳腺超声检查？

乳腺超声检查就是通过超声显示从皮肤到乳腺、再到乳腺后方组织的一种检查手段，不仅可以清楚地探查到乳腺组织内小到几毫米的病变，还可以观察病变的形态、血供等，并且能够显示病变引流区淋巴结的结构变化。

除了乳腺超声检查，还有哪些乳腺癌筛查手段呢？

目前，临床除了乳腺超声检查，最常用的方法还有乳腺钼靶检查、乳腺磁共振检查。

这些检查的优缺点有哪些呢？

1.乳腺钼靶检查：首选检查手段，分辨率高，但有一定辐射，可重复性差，不适合40岁以下人群。

2.乳腺超声检查：无辐射、无危害，不受年龄、性别、生理状态影响，适合所有人群；敏感性高，可发现绝大多数的乳腺肿瘤（准确率达80% ~ 85%）；价格便宜，可重复性好。

3.乳腺磁共振检查：无辐射，是钼靶、超声检查的补充检查；敏感性高，能同时显示肿瘤与胸壁等部位的关系等；但价格昂贵、预约周期长、假阳性率高，一般不作为首选检查。

那应该多久进行一次乳腺癌的相关筛查呢？

我国女性乳腺癌的发病高峰年龄为45 ~ 55岁。防治乳腺癌提倡"早预防、早发现、早治疗"，根据不同人群采取不同的筛查方法。

1.普通人群：一般建议从40岁开始，每半年到一年检查一次乳腺超声，一年做一次乳腺钼靶检查。

2.高危人群（有乳腺癌家族史的人群）:适当将检查年龄提前；＜40周岁，每年做一次乳腺超声及钼靶检查，发现可疑病灶，还可以通过乳腺磁共振检查进行补充。

医生有话说

乳腺超声检查适合各个年龄段、各个生理时期的女性，是乳腺癌最常用的检查方法，并且准确率高、可重复性好，无辐射、价格低廉，适用于乳腺癌术后随访。

李尚

针尖上的医术——介入超声检查

最近李女士正在为一件事情犯愁。据了解，李女士在一次体检中发现盆腔有巨大的囊性包块，经医院进一步检查后诊断为巧克力囊肿，医生建议手术切除。害怕手术的李女士听说我院超声科用一根小小的针就能解决问题，抱着试一试的想法，就来到了超声科。李女士所说的用一根针就能解决问题，就是介入超声，又称为针尖上的医术。

什么是介入超声？

简单说就是"针尖下的超声"，是在实时超声引导下把穿刺针、导管或其他器械经皮肤或经内腔进入病灶或管道等处，做抽液、活检、注药、置管引流、消融等操作，以达到诊断和治疗的目的，具有与外科手术相媲美的效果。

介入超声的主要优点有哪些？

1. 无须开刀暴露病灶，一般只需要几毫米的皮肤切口，比如甲状腺良性结节的热消融治疗，仅需要几毫米的切口就能达到外科手术的效果，还能更大程度地保留正常甲状腺组织。

2. 多数只需要局部麻醉，降低了麻醉的风险性。

3. 无辐射，实时监测，安全性高，可重复操作，比如甲状腺结节的穿刺活检，1 cm 甚至于 5 mm 的结节就可以进行超声引导下细胞学活检，检查过程中可以实时看到病灶及针尖的位置，精准到位，也可重复操作。

介入超声的应用范围有哪些？

介入超声主要包括超声引导穿刺活检和介入治疗。

1. 超声引导穿刺活检可以经皮穿刺细胞学及组织学活检，比如肝肿瘤、甲状腺结节、乳腺结节、肿大淋巴结等，从病灶中取出少许病变组织进行病理学检查以明确诊断。

2. 超声引导介入治疗包括脓肿穿刺抽吸和置管引流、囊肿穿刺硬化治疗、积液的置管引流和消融治疗，消融治疗主要指肿瘤的消融治疗（如肝肿瘤、甲状腺良性肿瘤、乳腺良性肿瘤等）。

3. 术中介入超声。

介入超声的并发症多吗？

介入超声具有适应证和禁忌证，在严格把握适应证和禁忌证的前提下，并发症的出现是少之又少，且出现的并发症多数为可控的情况。

注意事项是什么？

1. 活检前注意事项：由进行介入操作的医生先行检查，决定能否活检，并根据患者的病情和活检的部位及风险做必要的实验室检查。胰腺及腹膜后肿块活检一般须空腹、禁食。

2. 活检后注意事项：一般在活检后观察 30 分钟即可离开，特殊部位的活检需要参照活检后注意事项。如有发热、疼痛等症状，可到超声科复查或电话咨询。

医生有话说

介入超声技术已经越来越成熟，正在成为医学领域不可或缺的检查和治疗手段，在各级医院也得到了很好的普及，希望患者朋友们能在深入了解超声介入的基础上，合理选择适合自己的检查和治疗方式。

张晋槐

害怕胃肠镜患者的福音——超声胃肠充盈筛查

最近小王发现王大爷饭吃得少了，总是说吃完饭不舒服，肚子胀气，有的时候还恶心想吐。小王很是着急，让王大爷去医院做个检查，王大爷却总是推脱不想去，后来一问才知道，原来王大爷一想到做胃镜要插管就畏惧。这可怎么办呢？如果不做胃镜检查，那要怎么检查胃呢？小王很是发愁，就特意去医院咨询了一下。从医院回来的小王很高兴，告诉王大爷，原来现在有一种新的检查方式叫胃肠充盈造影，非常的安全、简单方便，也不用插管，王大爷一听第二天一大早就去医院看病了。

什么是胃肠超声造影检查？

该检查是通过口服水和超声造影剂的方式，排除胃腔内的气体将胃腔充盈后进行的一种超声检查。优点：使胃壁的层次结构更加清晰，显示正常的胃、十二指肠结构，还可以观察胃肠壁的蠕动排空及胃食管反流情况；可发现胃肠黏膜的病变，提高对胃、十二指肠肿瘤的内部结构特征、病变范围及浸润深度的判断能力；还能更清晰地显示周边淋巴结及周边脏器的情况，进而可以更全面的检查。另外，造影剂用于直肠灌肠也可观察直肠病变情况。

胃肠超声造影检查有哪些优势呢？

胃肠超声造影费用较低，就诊过程较胃镜、X线钡餐检查更为舒适，且该检查无创伤、无辐射，检查过程简单易行，可以在短时间内反复、多次检查，便于对疾病发展情况进行监测和比对，广泛适用于各类胃部病变的筛查，并且可实时观察胃肠蠕动及排空情况。

什么是造影剂？会对人体产生危害吗？

"造影剂"主要为薏苡仁、山楂、淮山药、陈皮等中药加工制造而成，味道可口、无任何副作用。造影剂味道类似于米糊，不但对人体无害，而且还美味饱腹。口服胃肠超声造影剂主要作用为消除胃肠道内残余气体，使胃腔充盈，形成良好的检查界面，更加清晰地显示胃壁层次结构及其病变。

胃肠超声造影检查的适用人群有哪些？

1. 所有健康体检的人群。

2. 需要进行初步筛查胃癌的高危人群。

3. 有胃肠功能紊乱，急、慢性胃肠炎、胃肠溃疡等。如上腹部疼痛，饭后饱肚，嗳气，反酸，甚至恶心呕吐等反应的人群。

4. 老人、儿童、孕妇、心脏病患者、高血压患者、糖尿病患者、术后或治疗后复查者等。

胃肠超声造影检查的适应证有哪些？

1. 肿瘤：①良性肿瘤：胃息肉（包括腺瘤）、间质瘤、其他间叶组织良性肿瘤（如纤维瘤、神经鞘瘤、血管瘤、脂肪瘤等）；②恶性肿瘤：胃癌、恶性间质瘤等。

2. 炎症：胃炎、消化性溃疡、肠胃炎性肉芽肿、胃壁旁脓肿等。

3. 胃黏膜病变：胃黏膜脱垂症、巨大胃黏膜肥厚症等。

4. 先天性病变：先天性肥厚性幽门狭窄、胃重复畸形、胃壁胰腺异位症、胃憩室、胃反位等。

5. 功能性病变：胃食管反流、胃十二指肠反流、胃下垂、胃蠕动功能不良、十二指肠淤滞症等。

胃肠超声造影检查的禁忌证有哪些？

1. 上消化道穿孔、上消化道活动性大出血、上消化道梗阻、急性胃扩张、大量胃潴留等临床需要禁食的患者。

2. 腹部脂肪肥厚、胃腔内有大量气体等影响检查效果的患者。

胃肠超声造影检查前需要做哪些准备呢？

1. 检查宜安排在上午，受检者需空腹。

2.前一日晚餐应清淡饮食，进软食和素食，查前 8 小时内禁食。

3.一般安排在胃镜和胃肠钡餐检查之前。

医生有话说

　　胃不舒服又害怕胃镜疼、钡餐辐射怎么办？胃充盈超声是首选！无痛苦无创伤无损害不仅养胃"口感"还挺棒！胃肠超声造影检查可根据病情需要选择进行，与胃镜和钡餐相互补充、相互完善，不存在互相替代的关系，三者有效的联合，最大限度地给临床医生提供诊断依据，帮助患者得到更好的治疗。

惠泠月

扫一扫观看视频
《胃肠充盈检查法》

小微泡，大身手——超声造影知多少

王大爷来体检，做超声检查时，医生说肝脏有个结节，让王大爷做个超声造影，王大爷一脸茫然，听说过加强 CT，超声造影是个什么，不知道啊？

超声造影是什么？

超声造影是在常规超声基础上，利用超声造影剂的声学特性，对比病灶区与正常组织微血管及微循环状态的不同，反映病灶区细胞群代谢异常的一种检查，换句话说，它不但能直观看到形态学改变，而且能显示病灶血液供应的状态。

超声造影打的针是什么？

超声造影检查时注射的药物称为造影剂，目前大多数造影剂由蛋白质包绕着惰性气体构成，蛋白质是人体不可或缺的组成部分，惰性气体化学性质比较稳定，基本不参与化学反应，更不会参与人体的代谢过程。所以这类造影剂相比增强 CT、磁共振的造影剂更加安全，也不需要经过肝脏或者肾脏代谢。

超声造影有什么不良反应？

超声造影是在超声的基础上加上造影的功能。超声就像大家熟知的，较为安全，没有放射性；而造影是利用造影剂获得的人体内的声学特性显影，造影剂就如上面所说，不经过肝肾代谢，随着呼吸就可以排出体外。所以超声造影是一项相对安全的检查。

不良反应发生率低，主要包括头痛、恶心、注射部位疼痛、青肿、灼热及感觉异常、潮红等。大部分不良反应程度轻微，不需要特殊处理，消退后无后遗症发生。

超声造影能干什么？

超声造影能发现常规超声不能显示的病变，亦可验证常规超声显示的病变区，了解病灶微血流灌注状态及病灶微血管结构状态；另外，它也可以指导或评价肿瘤消融治疗效果及靶向药物治疗效果。

超声造影需要做哪些准备？

检查前无须特殊准备，同常规超声检查一样，比如检查肝脏、胆囊前需要空腹 8 小时以上，检查膀胱前需要充盈膀胱等。影剂不需要皮试。

"我"能做超声造影吗？

虽然超声造影是相对安全的检查，但也不是所有人都可以进行的。

1. 对于下列情况，应禁用超声造影：①对造影剂成分有过敏史者。②伴有右左分流的心脏病、重度肺高压（肺动脉压）90 mmHg）、未控制的高血压和成人呼吸窘迫综合征患者。③孕妇、哺乳期妇女、年龄在 18 岁以者。

2. 对于下列情况，应慎用超声造影：①严重的心功能衰竭（Ⅵ级）。②严重的慢性阻塞性肺疾病。③严重的心律不齐。④近期发生的心肌梗死并伴有进行性和（或）不稳定型心绞痛。⑤急性心内膜炎、瓣膜修复。⑥急性全身感染和（或）败血症。⑦高凝状态和（或）近期有血栓栓塞。⑧肝、肾疾病晚期，吸氧及不稳定的神经疾病。

医生有话说

超声造影是一项增强影像学检查，能在常规超声的基础上为临床提供更多的诊疗信息，相对安全，不良反应少，大家可以放心检查。

李海欣

扫一扫观看视频
《超声造影》

谈骨论筋——聚焦肌骨超声检查

张女士穿高跟鞋上楼梯时不慎崴了脚，紧急来我院就医，医生为她进行了初步查体，建议她做肌骨超声检查。很快，肌骨超声检查发现其脚踝部的距腓前韧带肿胀，判断为距腓前韧带损伤，肌骨超声为临床诊疗提供了重要的诊断信息。经医生精准施治，没过几天张女士崴了的脚就基本康复了。

什么是肌骨超声？

肌骨超声即肌肉骨骼系统的超声检查，是一项无创的超声检查方法，是近年来新兴应用于肌肉骨骼系统的超声诊断技术，能够清晰显示肌肉、肌腱、韧带、周围神经等浅表软组织结构及其发生的病变，如炎症、肿瘤、损伤、畸形引起的结构异常等，其对软组织病变的显示能力可与磁共振相提并论。通过肌骨超声对病变部位进行多方位准确精细扫查，可以实现精准定位、快速诊疗。现已广泛应用于骨科、风湿免疫科、康复医学科、麻醉科、疼痛科等专业领域。

跟"老大哥"X线和磁共振比起来，肌骨超声还只能算是个"新手"，但是却以无辐射，操作灵活，能同时进行双侧对比，尤其可以实时动态观察运动状态下的关节图像变化，提供病变部位血流信息等优势而逐渐受到临床医生的青睐。

哪些情况可以做肌骨超声检查？

1. 创伤性病变：肌肉、肌腱、韧带等的损伤或炎性病变，如肌肉血肿、肩袖撕裂、韧带损伤、腱鞘炎等。

2. 骨及软骨退行性病变：如软骨损伤、骨赘形成，甚至可以对骨质的微小骨折做出明确诊断。

3. 风湿免疫系统疾病：如类风湿关节炎、痛风等。可明确诊断类风湿关节炎患者滑膜增生的程度及滑膜血供情况，还可动态监测病程并对治疗后的疗效进行评估；对痛风患者的尿酸盐结晶及痛风石都有特异性表现。

4. 外周神经方面疾病：创伤性神经瘤、神经卡压（如腕管综合征、肘管综合征）等。不仅可以明确神经损伤的程度，还可以观察神经卡压的部位及原因。

5. 小儿发育性髋关节发育不良的常规筛查：可以评估6个月以下臀纹不对称婴儿的髋关节发育情况。

6. 四肢软组织肿瘤性病变：如腱鞘巨细胞瘤等软组织肿物。

7. 中老年多见的骨性关节炎、肩周炎。

8. 超声引导下穿刺治疗：如关节腔抽液注药术、腱鞘炎注药术、关节腔滑膜组织活检术、钙化性肌腱病抽吸治疗术、周围神经阻滞术。

肌骨超声检查有哪些优势？

1. 超声是外周神经损伤及肿瘤、肌肉损伤、肌腱损伤等的首选检查方法。

2. 实时操作，"可视化"治疗及治疗后的疗效评估。

3. 运动康复治疗的动态观察。

4. 与CT、磁共振检查相比，实时动态。

5. 双侧对比检查，使细微病变无处遁形。

6. 无创、无辐射损害，无须特殊准备，无明确禁忌证，操作简便，可重复性好，检查时间短，能及时出具报告。

7. 检查费用相对低廉，无痛苦，易被患者接受，有利于对疾病的监测和随访。

医生有话说

如今，各种疼痛已经不再是"上了年纪的人们"的专属，年轻人由于不健康的饮食习惯和不良的生活方式，如摄入过多高嘌呤的食物（红肉、动物内脏、啤酒、海鲜、含糖饮料等）患上痛风性关节炎、类风湿性关节炎等；此外，在各种运动损伤如膝关节损伤、踝关节扭伤以及长期的伏案学习或工作、久坐不动、低头玩手机、运动量不足、不正确的运动姿势等多重作用下，让"鼠标手""肩周炎""妈妈手"

"网球肘"等疾病逐渐年轻化。希望大家一定要养成良好的饮食习惯和健康的生活方式，提高并增强健康意识，让自己成为自己和家人健康的第一责任人。

吴维佳

扫一扫观看视频
《谈骨论筋——聚焦肌骨超声检查》

内窥镜家族的重要成员

某天中午，小张和朋友聚餐后，上厕所发现自己的大便颜色发黑，而且大便不成形，同时感觉自己有些头晕，浑身没劲儿，上完厕所缓了一会儿就好了，小张也没放在心上。结果当天晚上，小张又排了一次黑色的大便，大便更稀了，而且小张还发现自己出了很多虚汗，终于觉得自己这样不太对劲的小张赶紧叫上朋友陪他一起去了医院。根据小张的情况，医生建议小张尽快做一个胃镜，如果胃镜没有异常建议小张再完善肠镜检查。

什么是胃肠镜检查？

胃肠镜检查是胃镜检查和肠镜检查。胃镜是主要检查上消化道的器械，像食管、胃以及十二指肠的病变大部分可以通过胃镜检查发现，通过从口腔或者鼻腔进镜到食管，沿着食管进入胃部、十二指肠来观察黏膜有无异常以及有无占位性病变。肠镜又称结肠镜，跟胃镜比较相似，但它的长度要更长，是主要检查大肠也就是结肠的器械，通过从肛门插入检查镜，观察大肠黏膜的情况以及有无异常占位。胃肠镜又可以分为普通胃肠镜和无痛胃肠镜，前者仅对口腔、鼻腔或肛门进行局部麻醉，患者在检查的过程中是清醒的；而后者则是通过静脉麻醉使患者进入麻醉状态，患者在检查的过程中是没有意识的。相较之下，行无痛胃肠镜检查的患者在检查过程中痛苦会小一些。

哪些情况下需要进行胃肠镜检查？

1. 胃镜检查：当患者出现吞咽困难、胃部不适（如胃痛、胃胀）、呕血或咖啡渣样物、黑便、便常规提示隐血阳性等情况时需要完善胃镜检查。

2. 肠镜检查：当患者出现不明原因腹泻、大便性状改变（如大便不成形、大便变细等）、大便习惯改变（如大便次数增多、便秘等）、大便带血或鲜血便、黑便、便常规提示隐血阳性、腹部影像检查提示结直肠有占位性病变或肠壁增厚等情况时需完善肠镜检查。

此外，在常规体检时发现有肿瘤标志物水平升高的患者、有消化道肿瘤家族史的患者等也应进行胃肠镜检查。

胃肠镜检查有哪些禁忌？

1. 胃镜检查的禁忌证：①精神失常、不能合作的患者；②严重的心肺功能不全，或者有器质性病变者，像心力衰竭、严重的心律失常、呼吸困难患者；③怀疑上消化道穿孔，或者穿孔的急性期的患者；④有咽喉部的疾病，内镜不能够插入者；⑤胃食管化学性烧伤的急性期的患者；⑥脊椎严重畸形的患者。

2. 肠镜检查的禁忌证：①肛门、直肠严重狭窄，肛周脓肿，肛裂患者；②急性重度结肠炎、重度放射性肠炎；③腹腔内广泛粘连者；④癌症晚期伴有腹腔内广泛转移者；⑤急性弥漫性腹膜炎患者；⑥严重腹水患者，妊娠妇女；⑦严重心肺功能衰竭、严重高血压、脑血管病变、精神异常及昏迷的患者。

胃肠镜检查前需要做哪些准备？

胃肠镜检查前均须进行传染病筛查（包括乙肝、丙肝、梅毒及艾滋病）并评估心肺功能；注意放松心情，避免过度紧张及焦虑，大多数检查还是安全的，注意摆正心态。

1. 胃镜检查：检查开始前 4 小时禁食，以保证胃内无较多食物残留，避免影响观察。

2. 肠镜检查：检查前 2 ~ 3 天尽量保持清淡饮食，多选择易消化的食物（如粥、烂面条、面片等食物），以减轻肠道负担并预防宿便形成；在肠镜检查前一天遵照医嘱服用导泻剂（如聚乙二醇电解质散剂、硫酸镁等）进行肠道准备。

3. 如果患者要进行无痛胃肠镜检查，检查前还需要进行麻醉风险评估。

胃肠镜检查后需要注意些什么？

1. 胃镜检查：①检查后小 2 时以内尽量不要进食，因为做胃镜的时候会有咽部麻醉，这时进食容易引起呛咳，甚至有可能出现误吸导致吸入性肺炎的发生。②如果胃镜检查中取了活检，比如说息肉或者溃疡，检查结束后一天之内要进流食，以免刺激性食物引起活检部位出血。如果是切除息肉，息肉还比较大，可能还要禁食、禁水2天，这个时候可能还需要输液来补充营养。

2.肠镜检查：①饮食方面：如果只是进行肠镜的普通检查，并没有取活检，在做完肠镜后当天可进一些清淡、易消化的食物。因为受检者在检查之前会服用大量泻药，使肠道清洁干净，而在做肠镜时也会对肠道造成刺激，如果暴饮暴食或者进一些刺激食物，则会加重肠道的损伤，导致肠道蠕动过快，出现大便性状的改变；如果肠镜检查过程中发现息肉并进行了镜下息肉切除，检查后当天需要禁食，并适当输液补充营养。②注意腹部症状及大便情况：如果在肠镜下发现息肉或病变，取活检后通常不会有不适感，但是如果检查后出现便中带血或出血较多，可能提示活检创面有出血，必要时及时到医院复诊。

无论是胃镜检查还是肠镜检查，检查结束后记得拿检查报告，拿到报告以后，找消化科医生看报告，并询问医生检查后的注意事项。如果取了活检，注意按规定时间领取病理报告，并让医生看病理结果，避免漏诊。

医生有话说

胃肠镜检查是目前常见的检查消化道有无异常的手段，如今的胃肠镜技术已相对成熟，检查过程安全性较高，患者不要有太大的心理负担。胃肠镜检查前一定要遵照医嘱进行术前准备，尽量避免准备不充分而影响检查中的观察导致误诊、漏诊。胃肠镜检查后注意取检查报告，如果检查中取了活检，还要注意取病理报告，及时找医生看报告及病理结果，以避免漏诊；并注意询问医生检查后注意事项，尽量避免检查后并发症的发生。

张宇晴

一探究竟——电子支气管镜检查

王大爷因间断咳嗽、咳痰伴痰中带血就诊于呼吸科，医生根据胸部CT影像看到王大爷左肺门长了一个"大瘤子"，建议王大爷行电子支气管镜检查明确诊断，王大爷对此感到非常恐惧。电子支气管镜检查是什么？真的有那么可怕吗？做此项检查时需要注意什么呢？

什么是电子支气管镜检查？

电子支气管镜检查是将细长的支气管镜经鼻或口腔插入患者的下呼吸道，以便直接观察气管和支气管的病变，观察有无出血、炎症、新生物、异物、管腔是否通畅等，同时可进行病理学、细菌学和细胞学检查，有利于发现早期病变，明确诊断，进行针对性治疗。

电子支气管镜检查的适应证有哪些？

1. 不明原因慢性咳嗽、咯血或痰中带血患者。电子支气管镜检查能观察支气管壁黏膜是否完整、有无破损，有助于明确出血部位和出血原因。

2. 不明原因肺部各类阴影、肺不张、阻塞性肺炎、炎症不吸收、淋巴结肿大、支气管扩张或狭窄的患者；支气管镜可以对支气管结核、异物吸入及肺癌或弥漫性肺病等变化提供重要依据。

3. 不明原因声音嘶哑的患者。支气管镜可检查可能因喉返神经受累引起的声带麻痹和气道内新生物压迫所致等情况。

4. 痰中发现癌细胞或可疑癌细胞。支气管镜检查可获取病理组织，对诊断气道良、恶性肿瘤提供依据。

5. 怀疑有气管支气管断裂及气管支气管瘘时，支气管镜检查常可明确诊断。

6. 肺或支气管感染性疾病（包括免疫抑制患者支气管肺部感染）的病因学诊断，如通过气管吸引、保护性标本刷或支气管肺泡灌洗获取标本进行培养等。

7.不明原因胸腔积液患者。

8.气道吸入异物或清除呼吸道分泌物时。可用电子支气管镜吸痰，取出异物，进行抗感染治疗并加强气道管理等。

电子支气管镜检查的禁忌证有哪些？

1.严重心肺功能不全、肺动脉高压、循环呼吸衰竭、严重高血压及心律失常患者。

2.哮喘发作或大咯血患者。

3.主动脉瘤有破裂危险的患者。

4.未治疗的开放性肺结核患者。

电子支气管镜检查前需要做些什么？

1.患者的告知及知情同意：检查前需详细询问患者病史、过敏史；有戴假牙者，提前取出假牙。

2.术前需要完成的检查：胸部影像学检查，推荐胸部CT，以明确病变部位；凝血功能检查、血常规检查、传染病筛查；有心脏病病史及其危险因素的患者，应行心电图检查及心脏超声检查；对疑诊慢性阻塞性肺疾病的患者应行肺功能检查，必要时行动脉血气分析。

3.禁食禁水时间：局部麻醉术前4小时开始禁食，术前2小时开始禁水；全身麻醉术前6小时开始禁食，术前2小时开始禁水。

4.特殊患者的处理：术前7天停用相关抗凝和抗血小板药物；慢性阻塞性肺疾病及支气管哮喘患者在术前应预防性使用支气管舒张剂。

电子支气管镜检查中需要做些什么？

1.核对个人信息及检查部位。

2.检查时会对喉咙喷洒局部麻醉剂，操作过程中会从鼻腔提供氧气，以确保氧气的充足。

3.检查时尽量放松、平静呼吸，不可说话，以免声带受伤，若有不适可以举手表示。

电子支气管镜检查后需要做些什么?

1. 局部麻醉 2 小时(全部麻醉 6 小时)后才能进食、饮水,以免呛咳误吸。

2. 术后少量痰中带血属于正常现象,若持续或大量咯血,应尽快来院就诊。

3. 术后尽量避免用力咳嗽,以免引起活检部位出血。

如有下列情形:咯血量较大且持续不停、剧烈胸痛、呼吸困难,请立即到急诊科就诊,住院患者请立即告知医生或护理人员。

电子支气管镜检查痛吗?

电子支气管镜检查前必要时会给予适量麻药镇静镇痛,会有不适感,但基本都是无痛的。

电子支气管镜检查需要多长时间?

常规电子支气管镜检查一般需要 20 ~ 30 分钟即可完成。若要进行某些特殊检查或治疗,时间可能延长。

电子支气管镜检查需要全身麻醉吗?

不需要,绝大部分电子支气管镜操作在支气管镜室就可进行。全身麻醉主要是用于支气管镜下复杂手术,需要有麻醉医生共同参与。

电子支气管镜检查安全吗?

任何操作都是有风险的,据研究相关报道以及多年临床经验积累,出现致命性并发症发生率非常小,所以是相对安全的。

什么是超声支气管镜引导下针吸活检?

超声支气管镜是一种在支气管镜前端安装超声探头的设备,结合专用的吸引活检针,可在实时超声引导下行经支气管针吸活检、搭载电子凸阵扫描的彩色能量多普勒，同时可帮助确认血管的位置，防止误穿血管。

超声支气管镜引导下针吸活检主要适用于哪些患者？

1. 肺癌的肺门 / 纵隔淋巴结评估。

2. 原因不明的肺门 / 纵隔淋巴结肿大的诊断。

3. 纵隔肿瘤的诊断。

4. 肺内肿瘤的诊断。

超声支气管镜引导下针吸活检在疾病诊断中的优势有哪些？

1. 普通电子支气管镜可以观察和治疗位于气管、支气管内的病变，对外部病变无能为力。

2. 超声支气管镜引导下针吸活检可以在实时超声引导下，观察位于支气管内部及外部的病变，进行气管外穿刺活检，而且定位穿刺靶目标精准。

医生有话说

不管是电子支气管镜检查还是超声支气管镜引导下针吸活检，都没有想象的那么可怕和痛苦，只要做好充足的准备，都是比较安全的检查技术。

裴国田

第五章

远离就诊误区，建立正知正见

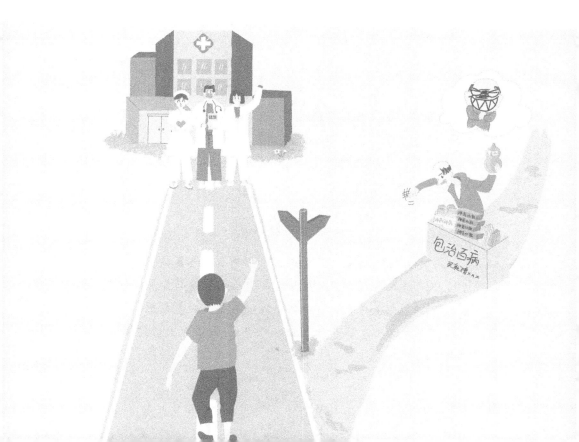

误区一：看病一定要选大医院

最近，李老师的双眼都患了白内障。她听说北京某大医院白内障手术做得最好，费尽周折终于挂了一个专家号。就诊那天发现人满为患，就诊过程中和专家根本就没说上几句话。生活中有的朋友无论大病小病，都希望在大医院就诊，他们觉得大医院综合能力强、水平高、看病靠谱放心，更有信任度；对小医院医生的业务水平总持怀疑态度。

看病一定都要去大医院吗？

不一定。

从治疗效果上看，如果是感冒、发热、拉肚子等常见病、普通病，在基层医院就能解决，没有必要到大医院，而且大医院仅仅挂号排队就得耽误大半天时间。基层医院一般的检验、检查都能做，所用的药物也一样，治疗效果没差别。

从服务体验上看，基层医院患者相对少一些，医生会花更多时间给你解释药物如何使用、不良反应如何避免，以及交代其他注意事项等。用药期间有不明白的问题，还能及时找到医生询问，体验感会更好。

从医疗费用上看，国家对于大医院医疗服务的定价会高一些、报销比例也低于基层医院。尤其是慢性疾病恢复期或稳定期的患者，或者需要长期康复治疗的患者，找一个离家近的基层医院治疗，会更加经济实惠、方便快捷。

医生有话说

综合实力强的大医院医生专业划分更细、设备检查更全面，往往更多地用于疑难杂症、少见病、急危重症的诊治。如果仅仅是慢性疾病定期取药，或者只是一些身体上的小毛病，去基层医院就可以了，那里的医生能给你更方便、更贴心的服务，还免去了大医院排队的烦恼。

王蓓

误区二：自作主张停药

白奶奶高血压十多年，坚持每天服用降压药物，血压控制得非常理想。数月前，她听邻居说降压药吃多了对身体不好，便自作主张改成隔天服一次。1个多月后，血压开始变得忽高忽低，波动很大，最终导致脑卒中瘫痪在床。

张先生曾确诊为肺结核，经治疗后好转。前几天，他再次被确诊为睾丸结核、结核性胸膜炎、结核性腹膜炎，并且是"多重耐药的结核分枝杆菌"，常规抗结核药物已无效。原来在第一次抗结核治疗的时候，他规律服药1个月后，感觉症状明显好转，就自行停药。过早的停药，诱发其体内未清除干净的结核菌产生耐药并经血液播散到身体多个部位。

药物需要吃一辈子吗？

不是的。

部分疾病治愈后或者到达疗程就可以停药。像细菌性肺炎、急性肾盂肾炎、缺铁性贫血缺铁性贫血等。

有些慢性疾病则需长期服药。比如，高血压、冠心病、脑血管疾病后遗症期、糖尿病、慢性肾炎、肾病综合征、慢性肾功能不全、肝硬化、类风湿关节炎、系统性红斑狼疮等。但病情稳定后，用药种类和剂量就会有所调整。

如何停药或减药？

药物治疗方案应规范、服用药物应规律，也就是说医生给的药物都要按照品种、疗程、服药时间进行服用。

停药或改变药物种类、剂量、服药方式时，一定要严格遵循医生的医嘱进行调整。不要自行调整或停药，以免像上面两位患者那样付出惨重代价。

自作主张停药会带来哪些不良后果呢？

1.冠心病患者自作主张停药，会出现心绞痛反复发作，甚至心肌梗死。

2.高血压患者盲目停药，会出现高血压停药综合征，还可能出现严重并发症，如高血压脑病，甚至猝死。

3. 心房纤颤患者擅自停药，会导致心室率加快，甚至出现心力衰竭；还会导致心房内形成血栓，栓子脱落后，会出现脑栓塞、下肢动脉栓塞等，造成肢体瘫痪、肢体坏死（严重的需要截肢）、死亡等。

4. 调脂药物擅自减量或停用，心脑血管疾病风险可增加 170%。

5. 糖尿病患者擅自停药，会使血糖反弹，甚至比服药前还高。使用胰岛素治疗的患者突然停药，会出现糖尿病酮症酸中毒、高渗性昏迷等并发症。

6. 抗感染药物擅自停用，会导致治疗失败、病情加重，甚至诱发病菌产生耐药，给治疗带来巨大困难。上面擅自停用抗结核药物的张先生就属于这种情况。

7. 糖皮质激素类药物擅自停用，突然停药，会导致病情反弹，严重的会出现肾上腺危象，威胁生命。

擅自停药后果太可怕了，是因为长期使用，对药物产生了依赖，所以不能停吗？

首先，大家要明白一件事：使用药物是因为治疗疾病本身的需要。

其次，是否能停药？什么时候停药？怎么停药？也是由疾病的发展程度决定的，与使用药物这件事本身无关，可以由专科医生根据患者个人情况调整药物疗程和剂量。

一些慢性疾病长期服药，不是因为对药物产生了依赖，而是这些慢性疾病发展到一定程度，需要长期服药控制。

药物的使用都是有疗程的，不能擅自停药，否则疾病会反反复复，不仅得不到控制甚至会加重。

医生有话说

正如《红楼梦》中麝月劝晴雯所言，"病来如山倒，病去如抽丝"，又不是老君的仙丹，哪有这样灵药！我们要讲科学、有耐心，要好好听医生的话，规范用药，不让疾病带来的危害进一步加重！

谢荣爱

误区三：盲目迷信高端检查

　　张女士是某房地产公司董事长的太太，每年都到医院体检。张女士对听诊器、心电图、B超等普通检查手段根本看不上眼，认为这些普通设备已经过时了，检查结论自然也不可靠。相反，倒是对那些高端检查设备情有独钟，动辄就要求做CT、磁共振等检查。在她看来，贵的就是好的。对于是否需要选择高端检查，医生有些话要对大家说。

什么是高端检查？

　　"高端检查"对于今天很多老百姓来说依然陌生。它不仅包含着先进的仪器设备，更包含着精湛的医疗技术。目前通常是指 PET–CT、各个部位的磁共振和CT、胶囊或无痛胃肠镜、心脏彩色超声甚至冠状动脉CT等。

盲目迷信高端检查可取吗？

　　盲目迷信不可取！一般情况下，常规的普通检查就可以达到筛查和辅助诊断的目的，高端检查不但贵而且还有副作用。比如短时间之内接受过量的放射线照射、造影剂产生的过敏反应和肾脏毒性、注射放射性药物等，这些都会对人体造成不必要的损伤。很多非必要的高端检查，不但花了冤枉钱，检查效果未必会更好，也造成了医疗资源的浪费。所以对于受检者来说，合理选择高端检查才是最重要的。

高端检查适合所有人吗？

　　高端检查并不适合所有人。

　　是否选择高端检查最重要的是要结合患者的身体状况，根据患者的病史和家族史，以及现有的一些不适症状和危险因素来具体分析。例如，对于45岁以上的健康体检者来说，如果以前有慢性疾病病史，肿瘤、结节病史，或者肿瘤家族史，或不良的生活习惯、曾有肿瘤标志物升高需排除肿瘤者，可以在医生建议下选择有针对性的高端检查，这样既可以提高检出率，又可以获得对病变的准确定位，能够真正地做到早发现、早诊断、早治疗。

医生有话说

盲目迷信高端检查不可取！有针对性地、合理地选择高端检查才是最重要的。"贵的"不一定是"对的"，要"不选贵的，只要对的"。

吕金英

误区四：你的钙补进骨头里了吗？

某公司白领小王拿着体检报告就诊，因体检查出血钙偏低，小王便自己吃上了钙片，但一段时间后复查血钙较之前没有明显变化。经过一番询问，得知小王工作繁忙，早出晚归，即便周末也很少外出，饮食以简餐、快餐为主，平时基本靠咖啡"续命"。那么，小王的钙补对了吗？

钙是我们人体不可缺少的常量元素之一，缺钙容易导致骨量减少、骨质疏松，甚至骨折等疾病。调查表明，我国人群钙摄入量普遍较低，主要原因是膳食中钙含量不足以及肠道对钙的吸收不良。

钙的推荐摄入量是多少？

依据《中国居民膳食营养素参考摄入量（2013 版）》推荐，成人每日钙推荐摄入量为 800 mg，50 岁及以上人群每日钙推荐摄入量为 1000 mg。而调查显示，我国居民每日钙摄入量约 356 mg，仅达到推荐量的一半左右。

如何通过膳食增加钙的摄入？

膳食中富含钙的食物包括以下几类。

1. 牛奶及奶制品：日常生活中常见的奶及奶制品包括牛奶、羊奶、酸奶、奶粉、奶酪、炼乳等，其中以牛奶最常见。牛奶的含钙量基本可以达到 100 mg/100 mL。《中国居民膳食指南（2022）》推荐，奶制品的摄入量相当于每天 300 mL 以上液态奶。其实实现起来并不难，早晨一杯牛奶（250 mL），餐间加一杯酸奶（100 ~ 125 mL）即可，这样也就基本满足了接近一半的钙需求量。所以，牛奶及奶制品应该作为日常补钙的主要食物。

2. 豆类及其制品：豆类是优质蛋白，同时含钙量也很高，如一块 100 g 的豆腐含钙约 78 mg。

3. 鱼虾类：河虾、鲫鱼、可以带壳吃的小虾等，含钙量均较高。

4. 绿叶蔬菜：部分绿叶蔬菜含钙量也很高，虽然吸收率比牛奶低，但富含维生素、镁等，也不失为钙的良好来源，如萝卜叶、荠菜、油菜、芹菜等。

怎么增强钙的吸收呢？

1.钙吸收受很多因素影响，排除年龄、疾病等因素外，不良生活习惯也会影响钙吸收。

2.加强体育锻炼，增加光照时间：加强体育锻炼可促使钙向骨质沉积，预防骨质疏松。同时户外的体育锻炼还可以增加光照时间，皮肤的维生素 D 原（7- 脱氢胆固醇）在紫外线作用下发生光化学反应，生成维生素 D_3，促进血钙的吸收。

3.少喝咖啡、茶：咖啡因会拮抗钙的吸收；茶叶中的草酸、鞣酸等酸性物质和钙结合后，同样使钙不能被人体吸收，尤其是在喝浓茶的时候，所以应该避免饭后马上喝茶，可以间隔 1 ~ 2 小时，把对机体的影响降到最低。

4.戒烟、酒：吸烟、饮酒会破坏胃肠黏膜，使胃肠功能下降，影响钙的吸收。

5.服用钙剂和维生素 D 制剂：当从膳食中仍无法获得充足的钙时，可以在医生指导下服用钙剂和维生素 D 制剂。

医生有话说

可见，补钙不仅仅是服用钙片，平衡的膳食，健康的生活方式也是不可或缺的一部分。除了增加钙的摄入，也要学会如何增强钙的吸收。

屈晓雪

病理与病历了解一下不尴尬

小李在门诊做了皮肤肿物切除的小手术并送了病理检查，他焦急万分，想早点知道肿物良恶性，第二天就跑到病案室去查询，病案室人员告诉他请到病理科，他到病理科后病理科人员告诉他三个工作日后出病理结果，在门诊咨询台打印即可。

王阿姨在妇科住院做了手术，出院后想复印住院病历，找到了病理科。病理科人员告诉她，复印病历请到病案室。

什么是病理？

病理即疾病发生发展的过程和原理，也就是疾病发生的原因、发病原理和疾病过程中发生的细胞、组织和器官的结构、功能和代谢方面的改变及其规律。主要任务是应用组织学、细胞学和分子学技术，结合患者临床资料，通过直接观察、综合判断，做出疾病精准诊断，并分析病因和预测预后，帮助临床医生制定治疗方案。病理诊断准确性最高、最可信赖、可重复性最好，因此被称为临床诊断的"金标准"。通俗来讲，就是临床医生取出患者的组织送到病理科，经过一系列的处理制成病理切片，病理医生在显微镜下观察病变的情况从而做出定性诊断。

病理结果如何等待？

从病理科接收到病理标本起，就马不停蹄地进入到工作流程中：取材、脱水、包埋、切片、烤片、染色、免疫组化、分子病理学检测及镜下诊断。晚上机器不休连轴转处理标本，白天人严谨有序工作，目的就是为了能够按时签发病理诊断报告，及时为患者的诊治提供依据。病理工作人员理解患者等待病理报告过程的煎熬，希望当您了解了病理科工作复杂流程后，也多一分耐心的等待。

如何借阅病理切片、复制病理切片及复印病理报告？

如果患者需要到外院病理会诊或治疗，需要到病理科借阅切片。病理切片需经签发报告医生或科主任复核后方可借出，患者或家属按病理科规定需持原始病理报告或复印件、患者和代办人身份证或复印件到病理科前台办理借片手续并支付借片押金。归还切片时需提交借阅收条及病理会诊报告，全额退还押金。如切片有破损或遗失，病理科不承担医疗责任。如需复制病理切片（或称"切白片"），需提供会诊医院书面医嘱或注明张数、厚度及检测项目到病理科办理。住院患者病理报告会在病历中长期保存，如需复印病理报告，可在出院后 1～2 周，由患者本人或其代理人持有效身份证明及关系证明到病案室办理。

什么是病历？

病历也称病史、病案，是医务人员按照《病历书写基本规范》，对患者疾病的发生、发展、转归，进行检查、诊断、治疗等医疗活动过程的文字记录，也是对采集到的资料加以归纳、整理、综合分析，按规定的格式和要求书写的患者医疗健康档案。病历包括门（急）诊病历和住院病历。病历既是临床实践工作的总结，又是探索疾病规律及处理医疗纠纷的法律依据，是国家的宝贵财富。病历对医疗、预防、教学、科研、医院管理等都有重要的作用。

如何复印病历？

申请人提出申请，提交有关证明材料。如为患者本人申请，应当提供其有效身份证明；如为患者其代理人申请，应提供患者有效身份证明及关系证明；申请人为保险机构的，应当提供保险合同复印件。受理申请后，应当在医务人员按规定的时限完成病历后予以提供。医疗机构受理复印或者复制病历资料申请后，由负责医疗服务质量监控的部门或者专职人员通知负责保管门（急）诊病历的部门或病区，将需要复印或者复制的病历资料在规定时限内送至指定地点，并在申请人在场的情况下复印或者复制。在复印病历的首页及重要的病理内容上直接加盖确认章，其他病历可加盖骑缝章。

医生有话说

　　病理诊断是疾病诊断的"金标准"，病理报告是很重要的病历资料，请患者妥善保管，以便为进一步诊治提供依据。病理切片是重要的病理资料，借片后请勿损坏，用完后请及时归还，病理科有义务为患者保存病理切片，以备将来之需。

梁乐

居家清洁与消毒

小董因工作原因经常出差，常乘坐火车及地铁等公共交通工具，小董怕把传染病的细菌和病毒带回家，因家里有年迈的老人和刚出生的孩子。小董想：如何进行居家清洁与消毒呢？

如果小董没有从疫区回来，身体没有不舒服，就不用特殊消毒，常通风、勤洗手、做好清洁就可以了，日常居家不推荐消毒。

呼吸道传染病流行期间的居家清洁与消毒

建议家内保持通风和环境清洁，外出回家后第一时间洗手，出门穿的衣服、鞋可以放在门口，不用特殊消毒。

勤开窗户，多通风：空气流通可减少、稀释室内空气中致病微生物的含量。

正确洗手：用流动水洗手，使用肥皂或洗手液，认真清洁指尖、掌心、手腕各个部位。

咳嗽礼仪：咳嗽或打喷嚏时，避免用双手遮盖口鼻，因为这会污染双手。如果一时情急，没有纸巾，可用手肘处的衣物遮掩住口鼻。

切断传染链：有呼吸道症状的家属，可单独居住，戴好口罩做好防护。

消化道传染病流行期间的居家清洁与消毒

在食品卫生安全的条件下，饭前便后要洗手，用干手纸巾擦干双手，如使用毛巾需保持清洁干燥。推荐分餐制，如果想消毒餐具，可以蒸一下，开锅之后蒸 10 分钟就行。

医生有话说

　　家庭环境要以清洁为主，消毒为辅。消毒液具有刺激性，不要因恐慌而过度消毒，勤洗手，做好个人防护，提高自身免疫力，是抵御传染病的关键。

董玲

居家消毒的 8 大误区

丫丫想把家里的餐具、毛巾等日用品用热水烫一下，这样能达到杀灭细菌及消毒的作用吗？餐具、毛巾用热水烫一下，仅是清洗不是消毒。在居家生活中，还存在哪些关于消毒的误区呢？

过度消毒而忽略居家清洁

家庭防护以清洁为主，家中无传染病患者无需每天都消毒。外出回家第一时间洗手、更衣、换拖鞋，勤开窗，多通风，湿式清扫，做好居家环境清洁就可以了。

消毒剂浓度过高或过低

有人认为，消毒剂浓度越高，消毒灭菌的效果越好，但事实并非如此。强效消毒液一般具有很强的刺激性，浓度过高会对人的口腔、呼吸道、肺部等部位造成刺激，甚至有引发器官、组织受损的风险，应按照消毒剂说明书稀释后使用。

不同类型的消毒剂混合使用

两种及以上消毒剂混合使用，极易产生化学反应。如 84 消毒液和酒精混合后产生的氯气，会刺激并损坏呼吸道。84 消毒液与洁厕剂混合，会产生有毒气体，刺激人体咽喉、呼吸道和肺部而引发中毒。洗衣液同样不宜与消毒剂混合使用。

使用消毒剂不进行必要防护

消毒液一般具有很强的刺激性，易造成呼吸道和皮肤损伤。使用消毒剂的过程中，要注意避开口鼻，最好佩戴口罩和橡胶手套，防止液体飞溅。

室内喷洒酒精进行消毒

室内使用酒精时，不要采用喷洒式消毒方式。电器表面擦拭消毒，应先关闭电源，待电器冷却后再进行，避免引起爆燃。

使用免洗手消毒剂替代流动水洗手

免洗手消毒液含有杀菌成分（以醇类为主），具有一定的消毒效果和刺激性，容易造成皮肤过敏反应。居家还是用流动水洗手，使用肥皂或洗手液，清洁指尖、掌心、手腕各个部位后擦干双手。

物品消毒后不进行后续清洗

消毒剂对金属有腐蚀作用，对人体刺激性较强，使用消毒剂30分钟，要用清水进行环境物表的擦拭。

消毒剂存放不合理

化学消毒剂多属易燃易爆、易腐蚀，居家存放要注意安全。每次购买消毒剂不要太多，应放置于避光、避热的阴凉处，确保儿童不易触及。用于消毒的抹布等擦拭清扫用具，在使用完后，用清水清洗后放通风处晾干。

医生有话说

消毒剂不是万能的，正确认识并使用消毒剂，要严格按照说明书操作，如消毒剂的浓度、用量、消毒时间、方法、对象等。我们要注意做好个人防护。另外，消毒剂是化学品，注意避免小孩接触。养成良好的个人卫生习惯，保持清洁居家卫生环境。

董玲

参考文献

[1] 万学红，卢雪峰．诊断学．9 版．北京：人民卫生出版社，2018.

[2] 金小聪．排尿异常男性患者尿动力检测的体位探讨．护理学报，2010,17(4):47–48.

[3] 盛斌武．排尿异常，传递疾病信号．医药与保健，2006,(1):12.

[4] 陈姝宁，孔为民，罗丹等．宫颈癌治疗后患者排尿异常的调查．医学综述，2020,26(6):1224–1227.

[5] 朱广苓．女性排尿异常需当心．开卷有益 – 求医问药，2018,349(7):26–27.

[6] 刘俊强．经尿道前列腺电切术后排尿异常原因分析．现代医院，2010,10(6):71–72.

[7] 陈孝平，汪建平，赵继宗等．外科学．9 版．北京：人民卫生出版社，2018.

[8] 刘玉村，王伟林，兰平．外科学 普通外科分册．2 版．北京：人民卫生出版社，2023.

[9] 涂远荣，刘彦国，中国手汗症微创治疗临床指南编写委员会．中国手汗症微创治疗临床指南 (2021 年版)．中国胸心血管外科临床杂志，2021,28(10):1133–1139.

[10] 安哲．经颅多普勒超声联合颈动脉超声在缺血性脑血管病诊断中的价值分析．世界最新医学信息文摘（连续型电子期刊），2020,20(56):185–186.

[11] 李海欣，余海歌，何文，宁彬，魏世纪，刘梦泽．超声造影及微血管成像技术评价颈动脉斑块易损性．中华老年医学杂志，2019,38(9):989–993.

[12] 张晓东．电子支气管镜检查在肺癌诊断中的应用．临床医药文献电子杂志，2014,(14):2617–2617,2619.

[13] 国家卫生健康委员会脑卒中防治工程委员会．中国脑卒中防治指导规范 (2021 年版)．北京：人民卫生出版社，2021：280–293.